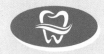

全生命周期口腔健康养护

侯黎莉 袁卫军 刘晓芬 主编

U0295670

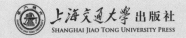

上海交通大学出版社
SHANGHAI JIAO TONG UNIVERSITY PRESS

内容提要

　　本书对全生命周期的口腔健康养护进行了科普,包括生命早期 1000 天、儿童期、青少年期、中青年期和老年期的口腔健康养护。本书以现实生活中的一家七口为原型,通过生活中发生的与口腔健康相关的小故事,传递了每个年龄段所需的口腔健康知识;以图文并茂的形式,将口腔医学的知识以生动的漫画形式呈现。本书适合从儿童到老年人的全年龄段阅读。

图书在版编目(CIP)数据

　　全生命周期口腔健康养护/侯黎莉,袁卫军,刘晓芬主编. —上海:上海交通大学出版社,2023.6
　　ISBN 978 - 7 - 313 - 28704 - 5

　　Ⅰ.①全… Ⅱ.①侯…②袁…③刘… Ⅲ.①口腔—保健 Ⅳ.①R78

　　中国国家版本馆 CIP 数据核字(2023)第 082118 号

全生命周期口腔健康养护
QUAN SHENGMING ZHOUQI KOUQIANG JIANKANG YANGHU

主　　编:侯黎莉　袁卫军　刘晓芬
出版发行:上海交通大学出版社　　　　　　地　　址:上海市番禺路 951 号
邮政编码:200030　　　　　　　　　　　　电　　话:021-64071208
印　　制:苏州市越洋印刷有限公司　　　　经　　销:全国新华书店
开　　本:880mm×1230mm　1/32　　　　印　　张:7.25
字　　数:174 千字
版　　次:2023 年 6 月第 1 版　　　　　　　印　　次:2023 年 6 月第 1 次印刷
书　　号:ISBN 978 - 7 - 313 - 28704 - 5
定　　价:68.00 元

编 委 会

序

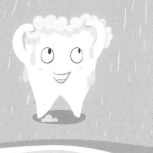

　　口腔健康是全身健康的重要组成部分,不仅影响咀嚼、发音等人体基本功能,而且与心脑血管病、糖尿病、消化系统疾病、骨质疏松、早产和低体重儿出生密切相关。《健康口腔行动方案(2019—2025年)》中明确指出了"口腔健康服务覆盖全人群、全生命周期,更好满足人民群众健康需求"的行动目标。基于此,普及全生命周期口腔健康知识,传播全生命周期口腔健康理念,增强全人群口腔保健意识意义重大。

　　此书讲述了七个主人公与口腔健康的故事,情节生动有趣,内容通俗易懂,以树立人民群众科学的口腔健康理念、增强全人群口腔保健意识为目的,描绘了从生命早期1000天到老年期整个生命周期内口腔养护的全过程,涵盖全生命周期口腔健康养护知识。希望江医生幸福一家的口腔健康经历,能给不同年龄段人群的口腔健康养护带来启发。愿各位读者朋友关注口腔健康,一生拥有灿烂笑容!

中国工程院院士

2023年6月

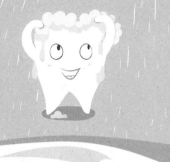

前 言

　　人的一生中每个阶段的口腔健康维护都有其特点,不同阶段的关注重点及维护方式不尽相同。生命早期1000天要关注孕期妈妈的口腔健康和婴儿的口腔清洁;儿童期关注口腔卫生习惯的养成、龋齿的预防及运动防护;青少年期关注早期错𬌗畸形的矫正;中青年期关注牙周健康;进入老年期则要关注全身慢性疾病对口腔健康的影响、牙周疾病和缺牙修复。提高全人群口腔健康水平,需要人民群众认识并了解全生命周期的口腔健康管理。

　　本书由上海市口腔医学会口腔护理专委会组织来自上海交通大学医学院附属第九人民医院、上海市口腔医院、同济大学附属口腔医院、上海交通大学医学院附属第六人民医院、上海市徐汇区牙病防治所等多家单位的口腔护理领域的专家组成团队,结合专业的临床专科知识、丰富的临床经验编撰而成。本书内容系统全面,以全生命周期(生命早期1000天、儿童期、青少年期、中青年期、老年期)为编写框架,涵盖5个生命阶段的口腔常见病和多发病的病因、症状、预防和治疗的口腔保健知识,突出每个生命阶段口腔健康管理的特点及重点。本书主人公为:江爸爸(口腔科医生,中青年代表)、妈妈(孕妇代表)、爷爷奶奶(老年人代表)、小雅(姐姐,青少年代表)、豆豆(妹妹,儿童代表)、丁丁(弟弟,婴幼儿代表)。编写团队将口腔健康知识融入7位主人公经历的精彩故事,结合漫画呈现,形象生动、通俗易懂,适合多个年龄段人群阅读,满足全人群口腔健康知识需求。

　　藉此书即将出版之际,特向撰写本书、承担本书插画绘画工作的各位护理同仁表示诚挚的感谢,你们的辛勤付出及精益求精的态度让此书得以顺利出版。你们的工作是为全生命周期的口腔健康知识普及做实事,为切实维护全人群口腔健康、推进健康中国建设做出口腔护理人的努力。"每个人是自己健康的第一责任人","家长是孩子口腔健康的第一责任人",口腔的健康和维护不是一朝一夕的事情。衷心祝愿各位读者通过对此书的阅读,掌握全生命周期口腔健康养护知识,守护自身及家人的口腔健康,从而促进全身健康,成就幸福生活!

上海市口腔医学会口腔护理专委会主任委员
上海交通大学医学院附属第九人民医院护理部主任
医学博士、主任护师、博士生导师

2023 年 6 月

目 录

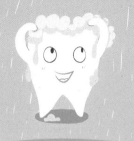

全生命周期口腔健康养护

目录

第五章　老年期　185

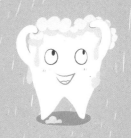

第一章
生命早期1000天

1. 妈妈的孕前小烦恼——牙齿那些事儿

星期天一早，妈妈照例去小区旁边的菜场买菜，没想到路上碰到了许久不见的毛毛妈妈，毛毛和大女儿小雅在同一个产房出生，两家人又住在同一个小区，两个妈妈也因为特别聊得来，成了好闺蜜。

"我有老三了！"毛毛妈妈把手放在嘴边，悄悄地说。

"真的呀？恭喜恭喜呀！其实，我也想过要老三，不过就怕我们工作太忙，顾不上。你也知道，小雅爸爸是个口腔医生，有时候加班也是没个准点儿。"妈妈眼含羡慕。

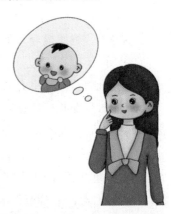

"现在国家鼓励要三胎，不光有产检假，你老公也有陪产假，产假时间也延长了，好多优惠的生育政策呢！而且家里人多也热闹不是？谁不想儿孙满堂呀？所以你也要抓点紧啊！"毛毛妈妈越说越兴奋。

"那我回去，和家里商量商量……"妈妈有些心动。

吃了晚饭，一家人坐在沙发上看电视，妈妈悄悄地跟爸爸咬耳朵："今天碰到毛毛妈妈了，她怀了三宝。其实，那个……我在想，咱们是不是也可以再要一个。"

"我其实挺喜欢孩子的，只是怕你辛苦。如果你想要，那我当然开心喽。"爸爸有点欣喜地说。

"妈妈，我们是不是要有小弟弟啦？"一旁偷听的小雅眨巴着水汪汪的大眼睛，兴奋地问道。

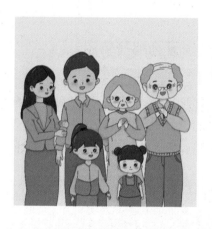

"还不知道是弟弟还是妹妹呢！小雅同学，你喜欢弟弟还是妹妹呢？"爸爸捏着女儿的脸问道。

小雅努力挣脱爸爸的"魔爪"，揉着被爸爸捏红的脸颊，一头扑进妈妈怀里："弟弟妹妹都好，不是说，男女平等么。我都喜欢。"

"你还知道男女平等啊，不得了不得了。"妈妈揽着人小鬼大的女儿，笑着说道。

"是呀，不过我还是想要个小弟弟。那样，要是我不在家，也有人陪豆豆玩啊。"女儿小大人般地说道。

"哎哟，我女儿想得真周到。"爸爸夸道。

妈妈看着女儿们，一脸欣慰："明天我就去约个孕前检查……"

"别忘了检查牙齿，备孕阶段要做一次全面的口腔检查。有蛀牙，或者有疼痛的牙，要在怀孕前治疗，可别像怀豆豆的时候一样，得了智齿冠周炎，有你受罪的。"爸爸提醒道。

"知道啦,吃一堑总要长一智的嘛。"

"这样吧,下周三下午我有空,你来医院,我给你检查检查。"爸爸翻看着手机里的预约记录,跟妈妈说。

"嗯,孕前检查口腔真的很重要。那我下周三去找你。"

（刘晓芬　降菁月）

2. > 孕前检查,别忘了口腔

这个周末,爸爸约了许久不见的好友小周夫妻俩,来家里小聚。席间,朋友小周听说妈妈在备孕三胎时,一下子来了兴致。原来,小周的妻子小楠也在备孕,因为是第一次,所以夫妻俩非常重视,恨不得从头到脚检查一遍,但是,当孕前检查的医生建议小楠把牙齿也检查一遍时,小楠却打起了退堂鼓,原因是害怕看牙。

小楠说:"我听到钻牙的声音就头皮发麻,看到医生那个钻牙的工具,吓都吓死了。孕前一定要检查牙齿吗?"小楠心存侥幸地看向身为牙医的爸爸。

"孕前口腔检查和其他孕前检查一样,一旦准备要生宝宝,就应该把口腔检查作为必做的检查之一。要了解自己的口腔状况,有针对性地进行个人口腔保健诊疗方案的制订。

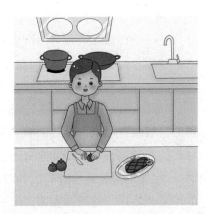

在医生的指导下,掌握正确的刷牙方法,并坚持做到早晚刷牙、饭后漱口,同时掌握正

确使用牙线的方法,帮助清除牙间隙里面的菌斑和食物残渣,保证牙齿和牙龈的健康。

在正规的医院或口腔诊所对牙齿做一次彻底的清洁,也就是洁牙,去除牙菌斑、牙结石,避免其刺激牙龈引发炎症。

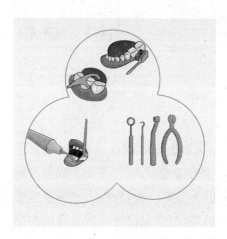

在洁牙过程中一般能够进一步地发现深层的口腔问题,如龋齿、牙龈炎、牙髓炎、牙周病、阻生齿、残留的牙根等,需要进行治疗和预防,以免在怀孕期间发生牙齿疼痛、炎症、脓肿等问题。尤其是智齿,如果萌出位置不正常,或者之前就有过反复肿痛、发炎的情况,那就建议尽早拔除,因为在孕期易出现冠周炎反复发作的情况。"爸爸如是说。

小楠点点头:"我明白了,看来孕前的牙齿检查还是非常重要的。"

"是的。所以想要宝宝,还是要牢记'不要带着口腔疾病怀孕',这一点很重要。"爸爸再次强调。

"那万一我没来得及做检查,就发现已经怀孕了怎么办?"小楠又问。

"即使在没有做好口腔检查的情况下怀孕了,也要尽早进行简单的口腔检查,了解自己的口腔情况,掌握正确的清洁方法,对已存在的问题,安排适当的时机进行治疗。当然,在进行口腔检查时,一定要记得告诉检查的医生自己怀孕了,以便医生做出针对性的预防和治疗。"爸爸补充道。

"那还是防患于未然得好,万一怀了孕,牙齿出现问题,可就要吃大苦头了。与其亡羊补牢,不如未雨绸缪。明天我就帮她约口腔科,好好检查一下。"小周说道。小楠也跟着点头。

(刘晓芬　降菁月)

3. 妈妈的看牙经历——孕前口腔疾病的防与治

这是一个阳光明媚、风和日丽的星期三。上周,妈妈跟爸爸约好了今天下午来找他看牙。

爸爸帮妈妈做了口腔检查,告诉妈妈:"牙齿还是有些小问题。首先,牙齿上有牙结石,需要做洁治,也就是洗牙。然后,有一处相邻的两颗牙被蛀了两个小洞,需要补一下。另外,我要看看你智齿的牙根情况,先去拍张全景片,回来我再跟你详细解释。"

"拍片子,会不会有辐射,我在备孕,能拍吗?"妈妈担忧地问道。

"放心,这个辐射的量很小,一般的全景片辐射量也在安全范围内。"爸爸耐心解释道。

拍好片子,妈妈回到椅位上,爸爸在牙椅旁边的电脑上把片子调出来,一一解释给妈妈听。妈妈听说有蛀牙,疑惑地道:"我也没感觉疼啊,它怎么就被蛀了呢?"

"这两个小蛀牙是很表浅

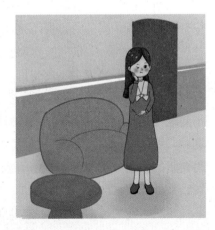

的蛀牙,因为离牙髓(俗称牙神经)较远,所以通常感觉不到,等到有感觉的时候,说明蛀牙已经接近牙神经了。"爸爸一边准备治疗所需的工具,一边回答。

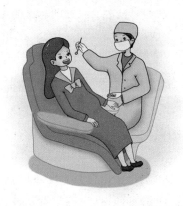

"牙齿清洁得不好,有牙结石,需要洗牙;上次发炎过的智齿,这次需要拔掉。"爸爸继续说道。

"补牙、洗牙都可以。我不要拔牙,呜呜呜……"

"不行,智齿不拔,会有后患,万一怀孕期间又感染发炎,有你好受的。你忘了怀豆豆 3 个月的时候,你智齿发炎,只能简单冲洗,那几天只能喝粥,嘴都张不开。可不能好了伤疤忘了疼。牙齿的事情,得听我的。不能任性!"爸爸坚定地说道。

见爸爸如此坚定,妈妈只好顺其自然,任由爸爸"摆布"。

很快,爸爸就帮妈妈把牙齿补好,也做了洁治。妈妈对着镜子惊奇地感叹道:"真的一点都不疼唉!而且几乎看不出这颗牙齿被补过,老公你的技术真不错。"妈妈冲爸爸竖起大拇指。

爸爸却笑了笑说:"不疼是因为你本身牙齿的问题并没有很严重,所以治疗起来也并不复杂。牙齿的问题需要早发现,早治疗。小问题尽早治疗,省时省力,自己还没感觉。等小问题拖成大问题,那就不是单单补牙能解决的了。看不出来补过,是因为现在牙科树脂的颜色分类非常多,我们能够选择和牙齿几乎一样颜色的树脂来补牙。"

"嘿嘿,我知道啦,以后一定定期检查。"妈妈说道。

经过了一下午的折腾，总算是把该补的补了，该拔的拔了，牙齿也请洗干净了，妈妈有种自己的牙"焕然一新"的感觉。

（刘晓芬　降菁月）

4. 口腔护理用具知多少——牙刷如何选

爸爸妈妈一起逛超市，超市中各种牙刷琳琅满目。妈妈拿拿这个，又看看那个，不知道如何选择。爸爸边走边看，顺便给妈妈做科普。

"对于小小的牙刷，很多人也像你一样会纠结，是用手动牙刷刷牙好，还是用电动牙刷刷牙好。其实，已经有很多临床研究表明，如果掌握了正确的刷牙方法，手动牙刷和电动牙刷去除菌斑的效果是一样的。现在的电动牙刷也融合了很多新的技术。电动牙刷在产品设计阶段，会模拟刷牙时牙刷的运动方式、振动频率及幅度，并将它们融合成几种模式供使用者选择。对那些不太喜欢刷牙的人来说，比如小朋友，就会让他们觉得刷牙像玩玩具一样，能大幅度提升他们对刷牙的兴趣。还有呢，对于那些掌握不好刷牙方法的人来说，电动牙刷会比较方便，可以选择喜欢的模式，在设定的时间内完成刷牙。再来看手动牙刷，在掌握了正确的刷牙方法以后，清洁效果也不差，还可以锻炼手腕的灵活性。这个吧，我觉得根据情况，各取所需。"

妈妈点头："唉，这牙刷怎么有大有小，软硬还不一样，这又有什么讲究呀？"

"牙刷刷头的大小，一般以牙刷横放后能够覆盖两颗牙齿为宜，这样不仅刷牙效率高，而且能够让牙刷在口腔里自由地转动，便于清洁到牙齿所有的牙面。还有一个容易被忽略的地方，人们通常觉得，牙刷刷毛越硬，刷牙效果越好。其实不然，刷毛过硬的牙刷容易对牙龈和牙齿造成伤害，所以我们要选择刷毛软硬适中的牙刷。"

"那怎么判断牙刷刷毛的软硬程度呢?"妈妈问。

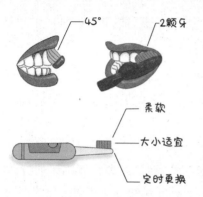

"我们在选购牙刷时，可以用手指轻轻按压刷毛，如果手指有刺痛感，那说明这样的牙刷刷毛过硬，不宜选用。还有，牙刷使用1个月左右，刷毛中就会有大量的细菌滋生，因此经常清洁牙刷和保持牙刷干燥、卫生很重要。适宜的做法是，每次刷牙后都用清水多冲几次，然后甩干，悬挂于通风干燥处。"

"你要是不说，这些我还真不怎么注意。看来以后牙刷不能放在卫生间了，卫生间太潮湿了。"

"牙刷还要定期更换。每支牙刷的使用时间都不宜过长。"

"这个我还真没怎么注意过，家里的牙刷用了半年多了吧，应该要多久换一次?"

"半年的确有点久，一般牙刷应该3个月左右换一次。"

"嗯，那我知道了，今天就多买点放在家里，然后定时更换。"妈妈点点头，说道。

（刘晓芬　降菁月）

5. > 口腔护理用具知多少——牙线、冲牙器如何选

　　妈妈把牙刷装进购物篮，一抬头就看到了放在边上的牙线。她拿着一个牙线卷和一盒带棒的牙线问爸爸："牙线，难道不是塞牙的时候才用吗？这两种牙线又有什么区别呢？"

　　爸爸顺势从妈妈手上接过两种牙线，看了看。拿起柜台旁的试用装，跟妈妈讲解道："一般来讲，牙齿和牙齿之间的缝隙是非常狭窄的，牙刷的刷毛一般是刷不到的，所以我们需要用牙线来清理牙缝当中的异物、软垢以及食物残渣。每天刷牙前，应该用牙线将每个牙齿的缝隙都至少

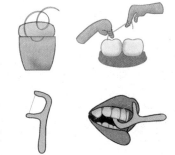

清洁一遍。至于两种牙线的不同之处，大概有以下几个。

　　（1）清洁效果不同：牙线卷中的一段牙线的两端是固定在手指上的，可以随着手指的运动来改变位置，手指可分别放在牙齿的两侧，不会因为相邻的牙齿靠得太近而影响手指运动。同时，在清洁的过程中能够以 C 形包裹牙齿的邻面，起到更好的清洁作用。牙线棒的两端是固定在牙线架上的，而牙线架的大小一般是固定的，牙线两端的位置不能变动，故而与牙面的贴合度就没有那么好了。

　　（2）使用方法不同：尽管牙线卷的清洁效果好，但使用时对手指的灵活度要求比较高，需要反复练习；不像牙线棒，有个固定的小架子，更方便操作。所以一般初学者，或者为他人做清洁，更推荐用牙线棒。当然只要掌握了方法，不论哪种牙线，都有一定的效果。

"那冲牙器又是什么呀？好像还有个名字叫水牙线,和一般的牙线有什么区别吗？看上去很高端的样子。"妈妈看着旁边展柜上放着的冲牙器,面露困惑。

"冲牙器人们也会叫它水牙线,是用来清理牙齿间隙之间的食物残渣的。冲牙器在使用的时候,水雾会对牙齿表面和牙缝隙当中的残留物进行清理。但它不能够代替牙线,在使用冲牙器的同时,一般会建议搭配牙线一起使用,从而达到彻底清洁的效果。"

"哦,我明白了。看来冲牙器也不是万能的,还是要认真刷牙和用牙线。"妈妈点头。

（刘晓芬　降菁月）

6. ＞口腔护理用具知多少——牙膏、漱口水如何选

"牙膏应该怎么选择,好像一直以来也是特别让人发愁。"

"这个我来告诉你。"爸爸侃侃而谈,"牙膏的本质是摩擦剂,顾名思义,就是帮助牙刷把牙齿上的脏东西更好地刷下来,同时还能起到一定的抛光作用。

（1）对于大多数的普通人,我们推荐使用含氟的牙膏。含氟牙膏是在普通牙膏的基础上增加了氟化物成分。目前已证实,含氟牙膏具有明确的预防龋齿的作用。对于容易将牙膏误吞、误咽的婴幼儿,我们一般不建议使用含氟牙膏。另外对一些高氟地区的人,因为他们的饮水中已经有较高含量的氟,所以也不推荐使用含氟牙膏。

（2）如果牙齿对冷、热、酸、甜比较敏感的话,可以尝试使用一些含有脱敏成分的抗过敏牙膏,对牙本质过敏症可以起到一定的

缓解作用,但不建议长期使用。当然,如果症状未改善,还是要及时到医院就诊的。

(3) 一般不建议长期使用一个牌子的牙膏,可以经常更换牙膏品牌。另外不建议儿童使用成人的牙膏,应该使用儿童专用牙膏。"

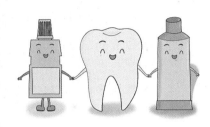

看到货架上的漱口水,妈妈又动起了小脑筋。"你说漱口水能代替牙膏吗?要是早上起来漱个口就能出门了,那多方便。"妈妈向爸爸提出自己的想法。

"你想得美,投机取巧要不得。牙齿刷不干净,蛀牙了、疼了,受苦的可是你自己。况且,漱口水也不能乱用啊。"爸爸说,"漱口水确实具有杀菌和清洁的效果,但是,漱口水是无法代替牙刷、牙线的清洁能力的。而且,长时间使用漱口水,还会对口腔造成一定程度的损害。"

听完爸爸的话,妈妈心虚地吐了吐舌头,心想:还是乖乖刷牙吧!不过漱口水还是可以买一瓶味道好闻的,以备不时之需;看看有没有便携装的,还能放在包里。

关于漱口水的小贴士

漱口水通常分为保健类和治疗类,都可以有效地预防口腔内的细菌滋生。

漱口水的作用

(1) 清洁:漱口水有杀菌成分,能起到清新口气、减少口臭的作用。

（2）保湿：大多数漱口水都含有湿润剂，能够改善口干舌燥的症状。

（3）预防：治疗用的漱口水含有药物成分，对防止蛀牙、预防牙龈病等有一定的作用。

漱口水的危害

（1）腐蚀牙面：长期使用酸性的漱口水，有腐蚀牙齿的可能。

（2）口腔溃疡：长期使用漱口水，会影响口腔内正常的菌群，导致黏膜发生溃疡。

（3）降低味觉：长期使用治疗性的漱口水容易使口腔黏膜表面着色，导致味觉下降。

（刘晓芬 季玉娣）

7. 妈妈的高光时刻——"幸孕"的喜悦

两个月后的一个清晨，妈妈在卫生间看着手里的"两条杠"，兴奋地朝爸爸大喊："三宝来啦！"

"太好了！"爸爸开心地回应道。

"对了，过两天我们医院有个患者俱乐部的线上直播活动，主题就是讲孕期口腔知识保健的，你有没有兴趣看一看？"爸爸问妈妈。

"有啊有啊，太有兴趣了，我正愁去哪儿了解一下这些知识呢，怀小雅的时候什么也不懂，就只把注意力放在孩子上，觉得只要孩子没问题就行，每次做B超都提心吊胆，根本顾不上其他。怀豆豆的时候,一个冠周炎可是害得我好苦,吃不香睡不着的。'牙疼不是病,疼起来要命',此话诚不欺我啊!"

"那好,你待会关注我们医院的公众号,上面有具体的直播时间。"

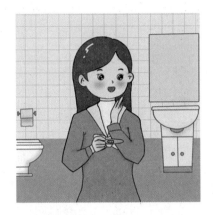

"这个活动不错,我到时候叫上毛毛妈妈跟我一起听。她前两天还跟我说感觉牙齿不太舒服,想去看看呢!你们这个患者俱乐部,是个什么俱乐部,听起来还挺新鲜的,都是干什么的呀?"

"其实,也不算新鲜,许多医院的科室都有自己的患者俱乐部,患者俱乐部的活动涵盖了健康教育、疾病护理等,既是一种健康教育的模式,又是一种持续干预的方式。"爸爸解释道。

"因为很多疾病都需要一个持续关怀的过程,一次的就诊并不能解决所有的问题,尤其是看牙齿。你想啊,牙齿不止一个,牙齿的疾病类型也有很多种,大多数人对牙齿疾病了解得太少,还有的因为怕看牙,对口腔科避之不及,甚至很多人连最基本的刷牙方式都没有很好地掌握。想要解决这些问题,只靠发放宣传资料,收效甚微。所以我们就尝试用俱乐部的形式开展活动,以此来帮助更多有需要的人。"

"感觉是个不错的方式,而且你们还有直播,这样也极大地方便了没法出门的人。"

"是啊,不仅如此,现在除了我们口腔科医生,我们医院的口腔专科护士们也一起参与进来了,未来有口腔问题也可以通过互联网医院的专科护理门诊进行线上咨询。"

"那真的太好了，以后有不明白的问题就可以先咨询再看病，你们口腔医院分科太多了，有时候我自己都不知道应该看哪个科。有了这个线上咨询，有问题就可以先提问，也不用跑冤枉路了。"

（刘晓芬　降菁月）

8. 孕期饮食不容小觑

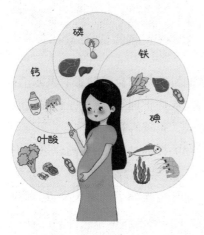

直播这天，直播间人气很高，都是宝妈们，当然这当中也有小雅妈妈和毛毛妈妈。"大家好，今天我们首先要聊一聊怀孕期间的饮食和口腔之间密不可分的关系。"

"孕期饮食的基本原则是：多样化、适量、均衡，同时也需要注意食品安全。怀孕的女性朋友，如果营养不良，会影响胎儿的发育。饮食结构也与胎儿的发育息息相关，其中也包括胎儿时期的口腔发育。举个例子：准妈妈们都知道，怀孕期间要补充叶酸。那么大家知道吗，叶酸在胎儿的口腔发育过程中也起着重要的作用。叶酸通常对胎儿的神经管发育起着重要的作用，如果叶酸缺乏，可能会导致唇腭裂等情况。富含叶酸的食物有很多，如西兰花、菠菜、各类坚果、豆类等，如果每天都能够吃一些的话，是比较好的。"

突然，微信"叮"地跳出来："我一直不爱吃豆类，就不喜欢看到一粒一粒的玩意儿。前两天检查,医生让我补充叶酸。唉,这回为了老三,不吃也得吃了。"是毛毛妈妈发来的。

"那你为了你家老三这'牺牲'可太大了。"妈妈回复毛毛妈妈。

直播还在继续:"补充钙和磷也是孕期的重要事项。随着胎儿的发育,对母体各种营养物质的需求也在不断增加,其中对钙的需求尤为明显。牙齿的发育始于胚胎的第5~7周,当胎儿开始形成时,牙胚就开始生长发育了。在怀孕4个月时,恒牙胚开始发育。这个时间段里如果发生营养障碍,或者钙质补充不足,就会影响牙齿釉质的发育。那么,哪些食物富含钙和磷呢?比如说,富含钙的食物有牛奶、蛋黄、虾皮、海带、大豆等,富含磷的食物有动物瘦肉、肝脏、奶类、蛋黄、大豆等。"

直播间里,助手举起了各种写着"钙""磷""碘""铁"等字样的小牌子。爸爸拿过写着"铁"的牌子说道:"其他种类的微量元素,也是孕期必不可少的,在整个孕期也起到了重要作用。例如:妊娠期补充充足的铁,有助于降低孕期发生贫血的风险。动物性食品中的铁更容易被人体利用吸收,牛肉、羊肉、猪肉都含有较丰富的铁;绿叶蔬菜中大力水手爱吃的菠菜,也含有丰富的铁。"爸爸又拿过写着"碘"的小牌子:"碘在微量元素的大家庭中,也是不可或缺的一员。我们可以通过食用加碘盐,以及适量食用碘含量丰富的食物来补充碘元素,比如紫菜、鱼、虾等。"

(刘晓芬 李晓菲)

9. 重视孕期口腔健康

"聊过了怀孕期间的饮食,我们再来聊一个更重要的话题。那就是孕期的口腔健康。大家千万不能掉以轻心，孕期的口腔健康不仅关系着准妈妈自己的健康，也和肚子里宝宝的健康大有联系，有研究表明，口腔健康状况不佳导致不良妊娠结局的风险很大，轻则影响胎儿牙齿的形成和发育，重则可能引起早产或低体重儿。"依旧是爸爸主讲。

"在孕期的准妈妈们该如何做好牙齿和口腔的保健呢？首先我们要先来了解怀孕期间有哪些特殊的生理特点。怀孕，对女性来说是一个特殊时期，在这个时期，身体的激素分泌水平以及饮食习惯都会有所改变，这些变化也容易让牙齿受到影响，增加准妈妈们患龋齿和牙周病的风险。那么我们首先讲的就是日常的牙齿清洁。通常我们会选用巴氏刷牙法，又叫水平颤动拂刷法。"说着爸爸拿起旁边的牙齿模型，边比画边解释："拇指前伸比一个'赞'，剩下的四根手指握住牙刷柄，这样就是正确的握持牙刷的姿势。

将牙刷对准牙齿与牙龈交界的地方，刷上排牙齿的时候刷毛朝上，盖住一点牙龈，牙刷做水平短距离运动；刷下牙的时候，刷毛向下，盖住一点牙龈，做跟刷上牙一样的动作。

刷毛与牙齿呈 45 度角，同时将刷毛向牙齿方向轻压，使刷毛

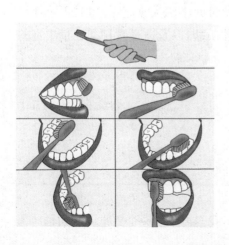

略呈圆弧状，刷毛的边缘与牙齿应有相当大的接触面，但刷毛整体不要被牙齿分成两半。

牙刷定位后，开始做短距离的水平运动，前后来回刷 10 次左右。

一般我们推荐的刷牙顺序是从上排右后方的最后一颗牙靠近脸颊的那一个面开

始刷，从右到左，然后是左边咬合面，从左边舌侧的位置开始再回到右边的舌侧，然后是右边咬合面。这样就不会有遗漏，为了方便记忆，就请大家记住：右边开始，右边结束。这样就不会有遗漏了。

刷咬合面时，也是要两颗牙两颗牙，来回地刷。

最后面的几颗牙齿是比较不易刷干净的，小窍门是刷毛仍对准牙齿，刷柄靠近大门牙。

刷完上面的牙齿，用同样的方法刷下面的牙齿。"

爸爸一边讲解，一边调整模型的角度，让看直播的人能够更清晰地看到整个讲解的过程。

"每次刷牙的时间不少于 3 分钟，至少每天早晚各刷一次牙。当然，还要配合牙线一起使用，才能保证更彻底地清洁牙齿。"

（刘晓芬　降菁月）

10. 准妈妈的暖心小课堂——孕期常见口腔问题

"小雅妈妈，上次参加的患者俱乐部的直播，小雅爸爸讲得太好了。我关注了他们医院的微信公众号，今天看到推送说下周有个线下的准妈妈小课堂，我看是讲孕期口腔问题的，我一个人去怪无聊的，你陪我一起去吧？"一大早，妈妈接到了毛毛妈妈的热情邀约，便答应下来。

活动在一个阳光和煦的午后进行，地点是爸爸医院的科普教育基地。爸爸的医院专门开辟场所建立了科普教育基地，提供口腔健康教育与指导，通过寓教于乐的方式向大众提供专业、权威的爱牙知识宝典。基地会定期举办各类活动并对外开放参观。

今天的活动现场被布置得十分温馨，让人一进入这个环境，就

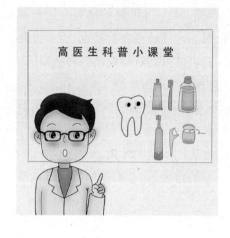

不由自主地身心放松。两人找了个角落坐下，毛毛妈妈便像个小学生一样拿出笔记本，认认真真地写起了笔记。

这次活动分为三个模块，第一个和第二个跟上次直播间里的内容差不多，主要讲了一些饮食相关的内容和如何清洁牙齿的知识；第三个模块就是毛毛妈妈最想了解的，关于孕期常见的口腔问题的讲座，主讲人是爸爸医院的高医生。高医生是个戴着黑框眼镜、高高瘦瘦、看上去很斯文的医生。听主持人介绍，高医生是预防科的博士，近年来一直致力于口腔健康知识的科普工作，有着相当丰富的科普工作经验，特别善于用通俗的语言深入浅出地解答人们各种各样的疑问。

"怀孕期间的女性有什么特点呢？我们都知道，妊娠期是女性一个特殊的生理时期，在此期间的女性，激素分泌水平和饮食习惯都或多或少地会发生变化。这些变化使得孕妇的口腔更容易受到侵袭，增加患龋齿及出血性牙龈炎、牙周炎的风险，甚至异常萌出的智齿也会增加冠周炎发生的风险。"高医生的声音犹如徐徐清风，优雅动听。

"我昨天刷牙还出血了呢，不知道是不是这个什么牙龈炎。不知道是不是怀孕了的关系，感觉最近吃啥都没味道。"下面的听众们在窃窃私语。

主持人："下面我们就以问答的形式对大家关心的问题进行解答，这样更容易让大家理解。"

你来提问我来答(一)——孕期口腔保健做点啥

"接下来是我们的问答时间,大家有什么疑问可以畅所欲言。"高医生示意工作人员拿来话筒。

一位腹部微微隆起的准妈妈接过话筒,问道:"我感觉自从怀了孕,牙齿比平时更容易蛀,牙龈还不时地会出血,偶尔也会莫名其妙地肿起来。感觉孕妇的口腔更容易出问题,这是为什么呢?"

"为什么孕妇更容易患口腔疾病呢?下面我来简单解释一下。"高医生示意准妈妈坐下,然后说道:"孕妇在怀孕期间,进食的次数增多了,且偏爱酸性食物,加之身体经常处于不适状态,因此她们常常会忽略口腔的卫生保健,这会导致其牙齿表面的牙菌斑增多,进而导致龋齿和牙周病。

孕妇在怀孕期间,其内分泌的情况发生了改变,这也增加了她们患龋齿和牙周病的概率。

孕妇经常出现情绪紧张、焦虑、睡眠不足等,也容易使其牙周组织发炎,形成牙周病,如妊娠期牙龈炎等。孕前已患有牙龈炎的孕妇,怀孕后期牙龈炎的症状有可能会加重。有吸烟嗜好的孕妇,其牙龈炎的症状一般较重,甚至会出现牙周袋,还可导致其牙齿松动。

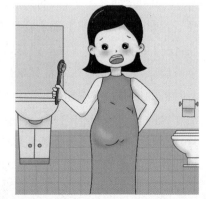

孕期妇女如果不及时刷牙漱口,不注意口腔卫生,出现智齿冠周炎又没有得到及时的治疗,导致炎症扩散,可引起口腔颌面部多间隙感染,严重者甚至导致败血症等全身感染而危及胎儿及母体生命。所以,保持良好的口腔卫生习惯很

重要。"

"那怀孕期间如果有口腔的问题，没有及时处理，会有哪些后果呢?"提问的还是那位准妈妈。

"孕期口腔疾病会引起哪些后果呢?"高医生拿出一组图片，向这位妈妈解释道，"如果孕妇患有口腔疾病，会影响孕期的进食，进而影响胎儿的发育，尤其是各种维生素和钙、磷等矿物质是胎儿发育过程中必备的物质，摄入不足会影响胎儿出生后的健康。孕期女性体内激素变化、生理状态的改变，会加重原有的牙周疾病（牙龈炎、牙周炎等）及智齿冠周炎。口腔内的细菌也可随血运通过胎盘，对胎儿的健康造成不良影响。已有研究发现，患有牙周炎的孕妇，其羊水中可培养出牙周炎的致病菌。而且孕妇还会因为牙齿疼痛导致精神紧张，甚至导致产科并发症的发生。"

这个妈妈点了点头，推了一下旁边的老公，拿起手机，似乎是在搜索要挂哪个科。

你来提问我来答（二）——孕期口腔问题不要怕

问答环节还在继续，这次站起来的是一个看上去比较年轻的女士："如果没有及时检查牙齿，但是已经发现怀孕了，那万一牙疼，就只能忍着吗?"她一脸担忧地问道。

"如果孕期牙疼了，真的只能忍着吗？当然并不是。"高医生提高了音量，"由于孕期生理的特殊性，孕期口腔疾病的治疗有局限性，使得孕期妇女常常得不到有效治疗，这不仅影响孕妇的口腔及全身健康，还可能导致不良妊娠。孕期口腔疾病的治疗首先要注意时机的选择。孕中期（4～6个月）是孕期相对稳定的时段，也是治疗风险相对较低的时期。若急性症状发生在孕早期（1～3个月）或孕晚期（7个月至分娩），结合孕妇的全身情况，可考虑针对急性症状的处理。例如，如果是牙髓发炎引起的，则需开髓引流；如果有脓肿，应该及时切开引流等，等到孕中期或分娩后再完成治疗。另外，孕期妇女的年龄、口腔健康相关的不良习惯（如吸烟、饮酒等），以及系统性疾病（如糖尿病、高血压等）也是制定治疗方案的关键考虑因素。"

高医生的话音刚落，另一位准妈妈就急急地问道："医生啊，我最近牙龈肿可怎么办？感觉去医院太折腾，也不是什么大事儿，但就是肿得难受，不舒服。这个我平常应该怎么做比较好？"

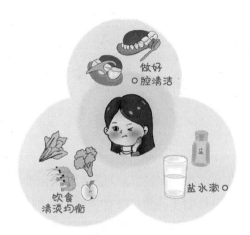

高医生温和地笑了笑："这位女士不要着急，孕妇牙龈肿痛怎么办是很多准妈妈头疼的问题，那么下面我就给大家几点建议。

首先要合理调整饮食，孕妇的饮食既要富有营养又要相对保持清淡，辛辣、肥腻、热量高的食物则需要特别控制。最好到医院给口腔做个全面的体检，以便于发现一些没有注意到的问题。另外，早晚认真刷牙及使用牙线，饭后养成漱口的习惯，有条件的尽量每餐餐后都刷牙。饭后漱口，可以使用淡盐水，含漱淡盐水五分钟，可以有效帮助孕妇缓解牙龈肿痛。

孕妇牙龈肿痛不仅是痛，还会由于发肿而感觉到牙齿痒得很难受，甚至伴随出现牙龈炎、牙龈严重肥大的症状，如果这时候牙龈已经长脓了，那就要到医院去，需要专业的医生根据情况处理。"

你来提问我来答（三）——担心的问题还有啥

"高医生，那如果有口腔溃疡了，要怎么办？"准妈妈继续问道。

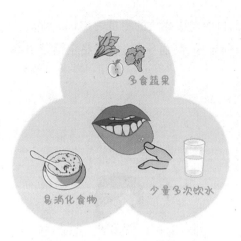

多食蔬果

易消化食物　　少量多次饮水

"孕妇口腔溃疡该怎么办，相信也是很多准妈妈关心的问题。孕育胎儿时期，往往胃口大增，好食高蛋白食物，而蔬菜水果摄入不足，这样就容易导致维生素摄入量较少，继而出现口腔溃疡、咽喉肿痛等胃火大的表现，建议此类孕妇应多吃蔬菜水果，另外可以口服孕妇复合维生素改善症状。也有因为好食辛辣刺激等重口味食物而导致的刺激性口腔溃疡，建议应减少这些食物的摄入，注意三餐清淡，这样即可有效地减轻口腔溃疡。孕妇出现口腔溃疡不要因为口舌疼痛就不吃食物，要少吃多餐，可以喝一些蔬菜粥之类容易消化的食物，如症状持续加重不改善，建议就诊口腔科进行检查治疗。"

"我刚怀孕没多久，本来就有咽炎，刷牙的时候总是会干呕，加上孕吐的反应，搞得我现在刷牙都有心理阴影了，这有什么缓解的办法吗？"一位准妈妈接过工作人员的话筒问道。

"孕期刷牙时感到不适怎么办？对于容易孕吐或者有咽炎的人来说，的确是个困扰他们的问题。下面几点也许能帮到你。"高医生说。

"(1) 如果常规的刷牙方式让你感到不适，可以考虑放慢刷牙速度、改变牙膏的味道、换较小刷头的牙刷或者刷毛较软的牙刷。

(2) 在刷牙时，可以尝试身体略向前倾斜。如果还是感到不适，那就在你每天感觉最舒服的时间段全面彻底地刷牙，早晚则简单刷牙即可。

千万不能因为刷牙会引起不适而减少刷牙次数,因为孕期发生蛀牙和牙龈炎的风险会比以往更高。"

　　"我还想知道,孕吐对牙齿有影响吗?我每次吐完都感觉牙齿涩涩的。"

　　"孕吐可能发生在一天的任何时间段,而呕吐物含有可能会酸蚀牙齿的胃酸,所以在孕吐后不要立即刷牙,而是使用稀释的漱口水漱口,吐出后等待30分钟以上再刷牙。"

　　高医生耐心地解答完在场的观众提出的一系列问题。"好了,那今天我们的问答互动就进行到这里,后续有什么需要了解的,可以关注我们医院的微信公众号或者互联网医院,进行咨询和线上诊疗。祝愿大家都拥有健康的牙齿。"

(刘晓芬　降菁月)

11. ＞ 一场虚惊——奶奶吓坏了

　　十月怀胎,一朝分娩。外婆天天打电话跟妈妈念叨:"月子里不能多玩手机、不能多看电视,对眼睛不好;月子里不能久坐,对腰不好。"总之就一句话,月子里这也不能做、那也不能摸。整整一个月,妈妈像刚从原始社会穿越回来一样。一出月子,就迫不及待地坐在沙发上,打开平板,倒上可乐,拆开一包薯片,还没塞进嘴里,就听到奶奶在碎碎念:"这薯片有啥好吃的,一点儿没营养,还不如多吃点黑鱼⋯⋯"奶奶边念叨边进卧室看丁丁宝宝。

　　妈妈悻悻地正准备把薯片放回去,就看到奶奶一脸紧张地跑过来,对妈妈说:"你快去看看,丁丁嘴里怎么有白白的东西,是不是鹅口疮?"

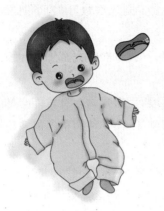

妈妈心下一沉，急忙朝卧室走去，心想：千万别是鹅口疮啊，那可就麻烦了。但转念一想：奶奶怎么知道鹅口疮？我还是前段时间看科普文章，才知道有这么个名词，不会那么巧吧。虽然这么想，但妈妈还是不由得加快了脚步……到了卧室抱起丁丁，仔细地检查了一下，发现只是舌苔有些发白，嘴唇旁边有几个小白点，用手指轻轻一擦就掉了，别的地方并没有发现异常，应该是奶奶把舌苔和残留在嘴巴里的奶渍当成鹅口疮了。

妈妈转头跟奶奶说："丁丁只是舌苔发白，旁边的小白点一擦就掉了，应该不是鹅口疮。"

奶奶说："今天早上隔壁楼毛毛奶奶发给我一篇文章，就是说嘴里发白，有白点，就是鹅口疮。"

妈妈知道，奶奶最喜欢听人家说、电视上说、网上说，就是不信家里人说。于是妈妈跟奶奶说："咱们给爸爸打电话，他是牙医，还是听他怎么说吧。"

爸爸下班回来，仔细地检查之后说：

"不是鹅口疮。鹅口疮又叫作'雪口病'，经常出现在颊、舌、软腭与硬腭等黏膜处，一开始受损的黏膜会充血、水肿。表面还会出现白色斑点，像凝结的奶块一样。而且会逐渐变大，表面还会形成一层像膜一样的东西。丁丁并没有这些症状。"

"刚才有白点，被他妈妈擦掉了。"奶奶急忙补充。

"鹅口疮擦不掉，如果硬擦掉会有创面留下。"爸爸认真地说。

奶奶撇撇嘴，不大服气："我看网上说，嘴里有白的，就是鹅口疮啊。你再仔细检查检查，别看错了。"

爸爸无奈地叹了口气:"妈,有问题先问医生,不要先上网,没有医学基础的人,容易把相似症状的疾病混淆,自己吓自己。"

(刘晓芬 降菁月)

12. > 口腔黏膜疾病知多少

爸爸用棉签蘸着温水,在丁丁舌苔厚的地方轻轻擦拭,共3～4回,棉签上有些白白的东西在上面。爸爸叮嘱道:"舌苔就这样清理,坚持3～5天,再加上吃奶的量稍微减少一点,多喝水,就会好了。"奶奶点点头。

然后爸爸像突然想起什么似的问妈妈:"丁丁的奶瓶用完都消毒吗?"

妈妈说:"每次丁丁喝完奶,奶奶都会用开水把奶瓶煮上20分钟用来消毒。前两天还买了个奶瓶消毒柜。"爸爸点头表示赞同。

妈妈又问爸爸:"手足口病是什么?"

爸爸解释道:"手足口病是由肠道病毒感染引起的一种儿童常见传染病。一年四季都容易发生,一般开始是低热、困倦、淋巴结肿大、口腔和咽部疼痛,在第二天会出现皮疹,多见于手指、足趾背面及指甲周围,也可见于会阴及臀部。一开始是玫红色微微隆起的小疹子,医生们称为'丘疹',一天以后形成半透明的小水疱,如果小水疱没有破溃和感染,常常2～4天就能够干燥、吸收、结痂

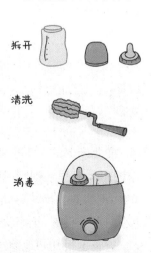

拆开

清洗

消毒

脱落。"

妈妈听得直皱眉头:"那小朋友岂不是一手一脚的麻子?"

"放心,结痂脱落后是不形成瘢痕的。"爸爸摇摇头又说道,"口腔黏膜上也会有散在性的水疱、丘疹或斑疹,斑疹直径一般在2～10 mm,数量不等,有的小朋友只有散在的几个,而有的小朋友有近百个。"

妈妈不禁咋舌:"这么多?"

"对,斑疹四周红晕,没有明显压缩,中央有小水疱,数日后干燥结痂。需要注意的是小水疱破溃后容易变为溃疡。溃疡肿痛会引起小朋友流口水、不爱吃东西或者烦躁等情况,一般会持续1周左右。不过也不用太担心,这个病一般能够自愈。"

"唉,以前生小雅和豆豆的时候,还真没在意过这些。"妈妈不禁有些惭愧,都三个娃的妈了,这些问题以前都没注意过。

爸爸忙出言安慰:"其实也不用太焦虑,做好口腔卫生,勤洗手,衣服、被褥经常晒一晒,玩具、食具什么的也多消消毒,同时也做好个人卫生,就已经能够避免大多数的疾病啦。"

(刘晓芬　降菁月)

13. > 江丁丁长牙了

婴儿床上的丁丁小朋友转着乌溜溜的黑眼珠,手也不停地在空中挥舞,嘴里还咿咿呀呀的,好像是想要说什么。妈妈走过去抱起他,正准备亲,却惊喜地发现,小家伙秃秃的下牙床上冒出了两个小白点。哎呀,小家伙长牙了!妈妈兴奋地叫起来。

爸爸也很开心地跑过来,左看右看。

然后妈妈说道："小雅长牙的时候我记得嘴都肿了，丁丁这回可得当心点。"

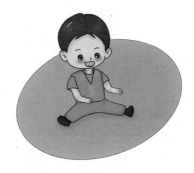

"也不用太担心！"爸爸淡定地说，"小宝宝长牙时牙龈会有发痒、不舒服，或者局部的红肿，这是因为牙齿萌出时要顶破牙龈。所以有红肿、不舒服是正常现象，可以观察，等到牙齿有局部破龈的现象（就是在发肿的牙龈下面，可以看到白色的小尖），就是在长牙了，这个过程中可能会有不舒服的表现，也有的会没有症状。"

"那他最近喜欢咬东西，看来也是和长牙有关。"

"嗯，是的。"爸爸点头又说道，"伴随着长牙的过程，口水也会增多，宝宝会不断地流口水，甚至在睡觉的时候都会有流口水的情况发生。所以我们要格外注意嘴巴周围的皮肤可能会出现口水性的湿疹。"

妈妈一边点头一边说："以前总觉得这些都不是事儿，小雅和豆豆长牙的时候我都没太在意，这长牙，也是很关键的，以后可要好好关注下，这里面的学问还挺多。对了，想问问啥是萌出性囊肿？昨天毛毛奶奶来找咱妈聊天，听说毛毛有这个问题，说是要做什么萌什么术。"

爸爸点点头说道："萌出性囊肿，就是牙齿萌出前，由于牙龈比较厚且坚韧，牙齿不容易萌出，形成血肿，然后表面的黏膜会呈现青紫色。一般可以观察一两个月，两个月后还是长不出来的话，可能就要去医院进行助萌术。助萌术，顾名思义就是要专业的医生切开牙龈，帮助牙齿萌出。之后如果还是萌出受阻，那就得去除部分的牙组织了。"

妈妈皱了皱眉头："但愿丁丁不会需要这个，听着就挺疼的，原来长牙的过程这么复杂呢。"

（刘晓芬　降菁月）

14. 长牙了真开心，口腔清洁不能忘

"唉，对了，你给我讲讲长牙的先后顺序呗?"妈妈拉住爸爸说道。

"你等等啊，我有个牙模型。"爸爸说着从包里拿出一个小的牙模型，给妈妈讲道。

"宝宝乳牙萌出的时间有比较大的个体差异性，通常在6个月左右萌出第一颗牙，最先萌出的一般是下颌的中切牙，也就是俗称的下面的门牙。上面正中间这两颗牙叫上颌中切牙，一般8~12个月萌出。紧挨着的这颗叫侧切牙，在中切牙两边一边一颗，9~13个月萌出。从中间往两边数的第三颗牙叫乳尖牙，也是俗称的虎牙，正常的话在16~22个月萌出。上面第一颗乳牙的大牙，也叫第一乳磨牙，在13~19个月萌出。上面的最后一颗牙也叫第二乳磨牙，在25~33个月萌出。下面正中间两颗牙即下颌中切牙，6~10个月萌出，旁边的两颗叫下颌乳侧切牙，10~16个月萌出。从中间往两边数的第三颗牙叫下颌乳尖牙，在17~23个月萌出，下颌的第一乳磨牙，在14~18个月萌出。下颌的第二乳磨牙，在23~31个月萌出，一般宝宝都是按照这个顺序长牙的。"

妈妈看了看模型，又看了看爸爸："这也太复杂了，我记不住怎么办?"爸爸说："还有一种比较方便的计算方法，即出牙数＝月龄－4(或者6)。比如说:小宝8个月的时候乳牙数应该是8－4(或6)＝4(或2)，所以8个月的时候小宝嘴里应该有2~4颗牙齿。一

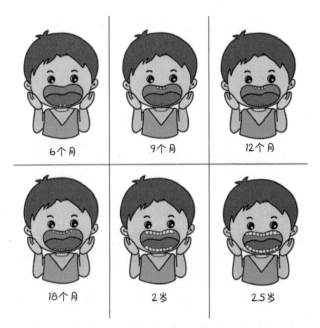

6个月	9个月	12个月
18个月	2岁	2.5岁

般出生后 4~10 个月乳牙开始萌出,超过 12 个月还没有长牙的叫萌出延迟。通常宝宝从 6 个月开始出牙,到两岁半左右乳牙基本出齐,下牙会比上牙长得早。"认真听爸爸讲完,妈妈点点头说道:"这样计算起来就方便多了。""嗯,是的,这个方法好记,还容易算。"爸爸答道。

妈妈又问:"那平常有什么需要注意的呢?"

爸爸说:"具体可注意以下几个问题。

(1)保持口腔清洁:每次进食后及睡觉前,最好让幼儿喝些白开水,以起到清洁口腔内残留食物、保护乳牙的作用。

(2)保证足够营养:给幼儿及时添加辅食、摄取足够营养,以保证其牙齿的正常结构、形态以及提高牙齿对齿病的抵抗力。

(3)养成正确的吃奶姿势:幼儿吃奶时,会因吃奶姿势不正确或奶瓶位置不当形成下颌前突或后缩等问题。吃奶时可以采取半卧位,奶瓶与幼儿的口唇呈 90 度角,不要使奶嘴压迫上、下唇,也不要让幼儿养成吸吮空奶嘴的习惯。"

(刘晓芬　降菁月)

15. 含着奶瓶睡觉危害大

最近奶奶总让丁丁含着奶瓶睡觉,可愁坏了妈妈,于是向爸爸求救,爸爸不动声色地把科普视频放在家里的电视上。

"奶瓶龋的发生主要与以下几个因素有关。"优雅的女声从电视里缓缓流出。

(1)长期用奶瓶人工喂养,瓶塞贴附在乳前牙。

(2)奶瓶内多喂牛奶、白砂糖、果汁等易产酸、发酵的饮料。

(3)有的孩子喜欢长时间叼着奶瓶或含着奶瓶睡觉;而当婴幼儿入睡后,唾液分泌减少或停止,吞咽功能减弱,口腔的自洁、稀释、中和作用均下降,发酵的碳水化合物便存留在口腔中,环绕于牙齿周围,很容易发生龋齿。

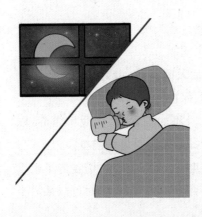

妈妈偷瞄了一眼奶奶,她好像若有所思,便没有打扰她,视频还在继续播放:奶瓶龋重在预防,预防奶瓶龋应遵循以下措施。

(1)首先使幼儿戒除用奶瓶吸奶诱导入睡的习惯,刚开始时幼儿依赖性较强,可在奶瓶内灌入适量白开水,代替冲泡奶粉。

（2）尽量不要将含糖类的饮品放入奶瓶内，饮品中的蔗糖对牙齿有很大的危害。

（3）一周岁后停止使用奶瓶，可训练用杯子喝奶。

（4）控制幼儿使用奶瓶的时间，一般限制在 10～15 分钟。一定不要含着奶瓶睡觉。

（5）乳牙一旦萌出，应定期到医院做检查，可根据医生建议，掌握正确的牙齿清洁方式，及定期由医生进行涂氟操作，以此来保护牙齿。

视频还在继续播放着，奶奶起身去了厨房，用奶瓶装了一瓶白开水，跟妈妈说："今晚上开始，我先试着让他喝水，慢慢给他戒吧，一下子不吃我怕小宝习惯不了。"妈妈连忙点头。

爸爸又跟妈妈说："每次吃过奶或吃过饭后都要喝点白开水，冲刷一下口腔中残留的奶或食物残渣，刷牙时可用小纱布缠在手指头上，蘸些生理盐水保持纱布湿润，慢慢地将小牙的每个面都擦干净。"

妈妈看向爸爸，竖起大拇指。爸爸说："想要说服妈，我们说破嘴皮子，都不如人家说、电视上说、朋友圈说。索性，我就不说了，让她自己看就行。"妈妈想了想，还真是这么回事儿。

（刘晓芬　降菁月）

16. 吮指习惯真不好

时间过得真快，转眼间丁丁已经快要两岁了，一直是奶奶在帮忙照顾，过年也没有回老家。看着奶奶每天对着窗户发呆，妈妈心里知道，奶奶这是想家了。于是妈妈就和爸爸商量，让奶奶回去看看，爸爸欣然应允。送走了奶奶，妈妈跟爸爸说："给妈放假了，丁

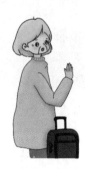

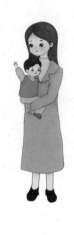

丁我就得送早托班了，唔，轮到我舍不得了。"妈妈咬咬牙，找了个不错的早托班，把丁丁送过去了。丁丁第一天去早托班，妈妈和爸爸就跟约好了似的，下午同时到达早托班门口。妈妈惊讶地看着爸爸，"你怎么没加班？"爸爸挠挠头："下午最后一个病人有事取消了，我就赶过来了。"早上分别的时候还眼泪汪汪的丁丁小朋友，这会儿睡得像小猪似的。看了一会，旁边出现了另一个妈妈的身影，两个妈妈相视一笑，心照不宣，看来都是放心不下，提前来看孩子的。年轻妈妈问："哪个是你的宝宝呀？"妈妈指了指睡得像小猪一样的丁丁，然后用眼神反问她。她指了指跟丁丁隔着两张床的位置，妈妈顺着她指的方向看过去，那个小孩看上去年纪应该跟丁丁差不多，但比丁丁小了一圈。那个小朋友正把大拇指放在嘴巴里，吃得津津有味，好像梦里在吃什么美味一般。丁丁妈妈发现年轻妈妈皱着眉头，像是在思索着什么……看了一会儿，她们悄悄地退了出来，跟老师打了个招呼，就往外走。

走在路上，年轻妈妈直叹气："唉，不知道从什么时候开始，我儿子就喜欢吸着手指头睡觉。不给吃就不睡觉，还又哭又闹，我们也试着纠正过好几次，也用了好多种方法：往手上涂过苦黄连，甚至涂过辣椒水，还因为这个打过他，可就是改不了。孩子是在他奶奶家长大的，刚接回我们身边，因为吃手还得过一回痢疾，眼见得瘦了一大圈。我跟他爸都要心疼死了，又拿他没办法。"妈妈说："我老公是牙科医生，问问他会有答案的。"年轻妈妈用求助的眼神看向江爸爸。

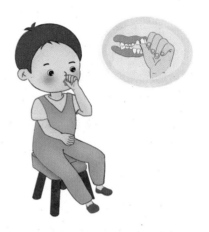

"吮指可能与孩子的心理有关。婴幼儿时期,也被称为口欲期,此时婴儿处于完全不自立状态,依赖母亲和养育者生活,当婴儿处于饥饿或其他不适情况时会出现下意识的吮指行为。小孩睡觉吸吮手指,也可能是孩子觉得安全感不足,通过吸吮手指来补足安全感,但这属于一种不良的嗜好,需要及时纠正。吮指多是拇指和食指,一般从婴儿 3～4 个月开始发生,2 岁以后逐渐消失,但如果孩子的这种习惯持续到 3 岁以后,就可能会影响到牙列或者牙骨的改变,造成明显的牙和面部畸形。而且有吮指习惯的孩子会出现胼胝,甚至手指弯曲变形。所以,孩子吮指应该及时纠正,也要注意睡觉时及时转移孩子的注意力,多给孩子安全感,尽量避免孩子一个人睡觉,经常陪伴,让孩子有足够的安全感。当孩子有安全感时,才能慢慢戒掉吸吮手指。"爸爸说道。

年轻妈妈点点头:"他小的时候一直在他奶奶家,睡觉都是把他放在床上,我们的确都没怎么抱过他,是我们疏忽了。"

"那怎样才能纠正这个习惯呢?"年轻妈妈问。

爸爸说:"首先要纠正习惯,孩子一吮手指,父母就要制止。但这不是一天两天就能改正的,父母要有耐心,不厌其烦,不要因此打骂孩子,否则他会有对立情绪,拒绝你的帮助。可以给他戴一段时间的手套或手指套,并分散他的注意力;可以用各种玩具来吸引孩子,不要总是把孩子放在床上或学步车里;让孩子的生活丰富起来,让他总是有事可做,将注意力放在这些事情上,这样他就没有机会把手放在嘴里了。时间一长,吮手指的毛病会逐渐纠正过来。

其次，3岁以后的孩子，父母可以给他讲吮手指的害处，告诉他注意改正。然后就是不要让孩子睡觉之前吸吮人工奶嘴，以免奶嘴被碰掉，而用手指代替。还有一点，在婴儿吃奶时要喂饱，以满足他吮吸的需要，不然孩子就会用手指替代奶头。差不多就是这样了，他现在还比较小，可以等他大一点再做纠正。"

年轻妈妈感激说："真的谢谢你们，这下我知道该怎么做了。"

（刘晓芬　降菁月）

17. 牙齿的保护伞——氟

今天是妈妈带着丁丁小朋友去体检的日子，到了体检中心，登记好，由护士带着先去做基础的身体测量，包括身长、体重、头围、胸围……由于测量需要脱掉衣服，这下可把小家伙开心坏了，活脱脱一条小"泥鳅"，在检查床上滚来滚去，好奇地抓着护士姐姐的尺子不肯放手，小胖腿儿一蹬一蹬的，在那儿扑腾。小家伙使劲儿抓着尺子不放手，护士姐姐怕伤着他，也不敢用力，小家伙以为护士姐姐在跟他玩儿，这下更起劲了，直接拿着尺子就准备往嘴里塞，妈妈实在看不下去，把尺子从"虎口"里夺了出来，拍了小胖子两下，小胖子就一副敢怒不敢言的表情，大眼睛里满满的委屈，抱着床上的一个大的毛绒玩具耍赖，好不容易把他从大玩具上扒拉下来，又一通折腾才把该测量的数据测量好，直逗得给他检查的护士姐姐笑个不停。然后就是医生诊查了。医生看了看数据，拿出量表，算了一下："嗯，所有数据都正常，各项检查也都正常。""呼，这下我就放心了。"妈妈舒了口气。"不过。"医生笑眯眯地提醒道，"体重已经在正常值边缘了，还是控制一下比较好。

万一超标,对小朋友的发育并不是好事。"妈妈点头如捣蒜:"好的好的,我回去一定多注意。"回去以后,妈妈就跟爸爸复述了丁丁小朋友在体检中心的"壮举",爸爸也是乐得不行,直抱着儿子猛亲了两口。

妈妈突然间想到了,丁丁快两岁了,是不是该涂氟了。"到底什么时候需要涂氟呢?"妈妈问。"其实目前涂氟并没有明确的年龄限制,不过考虑到孩子要能够很好地配合,一般 3 岁后就可以到专业的口腔医院涂氟预防蛀牙了。其实涂氟也比较简单,就是把氟直接

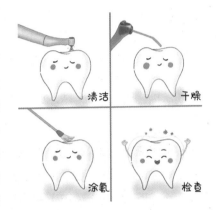

涂抹在牙齿上就好,只要注意用量不要超标,不会有危害。"爸爸回答。

"这个涂氟多久需要涂一次?"

"儿童牙齿涂氟,应该根据具体情况决定多久涂一次。

(1)对于大多数不容易患龋齿的正常儿童,涂氟的频率一般为 1 年 2 次,即 6 个月做 1 次涂氟。

(2)对于容易患龋齿的儿童,由于这些儿童的口腔卫生状况相对较差,因此涂氟频率就要加倍,1 年至少需要涂氟 4 次,即至少 3 个月应该做一次涂氟。"

嗯,看来要准备带丁丁去涂个氟了,妈妈不禁在想。

(刘晓芬　降菁月)

全生命周期口腔健康养护

18. 江丁丁看牙记

某天午后,刚睡醒的江丁丁,抬头看到妈妈,咧着一排快要长齐的小白牙笑起来。等等,牙齿上的黑点是啥? 不会是蛀牙吧? 妈妈赶忙拿来牙刷,在小黑点上刷了两下,没有被刷掉,可能真的是蛀牙了。自从江丁丁牙齿长齐之后,妈妈也觉得应该培养他刷牙的习惯了,可是他一直很抗拒,每次晚上给他刷牙,娘俩都要斗智斗勇一番。奶奶说:"牙才长出来没多长时间,没那么快蛀牙,不用每次刷牙都鸡飞狗跳的。"妈妈虽然担心,但想想每天晚上也还是会漱口的,应该不要紧。没想到,江丁丁还是有蛀牙了,赶紧打电话给爸爸,让他给江丁丁看牙齿。

周末妈妈带着江丁丁去爸爸上班的医院看牙齿,拍了片子,爸爸看完说有一颗牙齿需要补一下,还有一颗可能要"杀"神经。

"啊? 这么严重啊? 补牙怎么补,'杀'神经又是啥呀?"

"通俗地说,补牙就是把牙齿坏掉的部分去掉,然后用牙科的补牙材料把去掉的部分充填起来,恢复牙齿的形状及功能。'杀'神经比较复杂,专业名词叫'根管治疗'。我们每颗牙的牙根内都

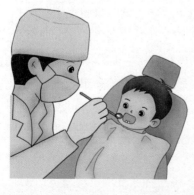

有条通道,其间有牙神经、血管等通过,称之为根管。根管治疗就是尽可能保存被蛀坏的牙齿,消减病灶感染,重建牙齿健康等。它最大的优点就是保留了自己的牙齿,从而保持天然牙齿排列的完整性,预防邻近牙齿的移位、蛀牙、牙周病等情况的发

生。""哦哦,我大致明白了,可是,为什么表面上看上去只有一个小黑点,却要'杀'神经啊?""蛀牙不能只看表面,有时候表面只有一个小黑点,打开牙齿以后,里面却蛀得很深。"

江丁丁倒是很乖,也没有哭闹,很快就补完了牙齿。爸爸说:"牙齿蛀得比较深,但还没有到神经,暂时用了点安抚神经的药物,保护牙神经。回去观察,如果有继续痛的情况,再来看,那可能就是牙神经没保住,还是要做根管治疗的。"妈妈听了问道:"那有什么需要注意的呢?""一般补牙后两个小时之内不要吃东西,24 小时之内吃东西都要小心一些。因为一些补牙的材料需要有一些凝固的时间。如果补牙后的 3~5 天有轻微的冷热刺激疼,多属于正常范围;如果出现自发性的疼痛或吃东西时有疼痛,不排除有牙髓炎或者牙根尖炎的情况,要及时看医生。"妈妈连忙点头:"好的,我都记下了。"看来要维护口腔清洁,还是任重道远啊。

(刘晓芬　降菁月)

19. ▷ 婴幼儿的口腔清洁

这天,妈妈翻看着爸爸医院的公众号,看到了一篇名叫《如何做好婴幼儿的牙齿清洁》的文章,马上就开始看了起来。

首先是刷牙:婴儿期,也就是 0~1 岁时,父母可以用手指缠上湿润纱布或者用指套牙刷轻轻清洁婴儿的牙面并按摩牙龈组织。不建议使用牙膏,因为婴儿有可能误吞牙膏。刷牙前建议父母洗干净双手,让婴儿仰卧,父母在婴儿头顶位置,刷牙时注意动作要轻柔,频率为每天最少一次。

幼儿期,也就是 1~3 岁时,父母可以使用儿童牙刷沾温开水或不含氟的儿童牙膏帮助宝宝清洁牙齿。刷牙的姿势可以是父母两人坐在椅子上，面对面、膝对膝对坐。孩子则躺在两人大腿上，孩子头端的家长负责刷牙，脚端的家长负责固定住孩子的手脚，避免小孩跌下。如果孩子能很好地配合及很稳地站立后，也可以让孩子站立在凳子上面对镜子，家长一手固定孩子头部，另一只手帮助孩子刷牙。

学龄前期，也就是 3～6 岁时，可以选择儿童牙刷与儿童专用含氟牙膏来刷牙，以预防龋齿。牙膏用量约为"豌豆"大小，尽量不要吞咽。家长应该训练孩子自己刷牙，指导孩子掌握正确的刷牙方法。但此时孩子的手部肌肉还未发育完全，无法彻底将牙齿刷干净，所以主要的刷牙责任还是在家长。家长应每天（临睡前）检查孩子的刷牙情况，帮助孩子彻底地清洁口腔。刷牙的正确方法有以下两种：一种叫圆弧刷牙法，一种叫巴氏刷牙法。

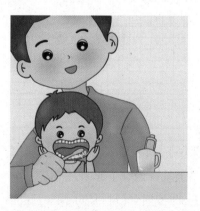

很多人认为只要一天刷两次牙就不会有蛀牙了，但其实蛀虫很狡猾，简直是无缝不钻。由于牙刷刷不到牙缝里，这时候就要由牙线出场了，所以牙线对于牙齿的清洁也是功不可没的。

那么什么时候开始给宝宝使用牙线？原则上，宝宝有牙缝就可以用牙线了。

家长们给宝宝初次使用牙线时，也可以选择牙线棒。因为比较容易拿起来，而且拿起来的位置是一个弧形，比较容易进入宝宝的后牙区。

如何正确使用牙线棒：在使用的时候，把牙线放到两个牙齿中间的位置，采用水平滑动的方法让牙线进入到牙缝，然后顺着牙面往上提拉,每一个牙缝操作两次即可。

　　晚上爸爸下班回来,妈妈告诉他:"我已经下单买了合适小宝用的牙刷、牙膏、牙线。看完了文章,才恍然大悟,牙齿日常清洁,原来有这么多东西需要学习,看来我日常给丁丁做的清洁还远远不够,怪不得丁丁会有蛀牙了。"爸爸说:"很多人觉得反正是乳牙,迟早会掉,就不会去过多地关注,殊不知,乳牙如果感染得严重,是会影响到恒牙的生长的。普及这些知识,还是任重道远啊。"

儿童牙刷的选择小贴士

　　不管使用何种牙刷,都是为了去净所有牙面的菌斑而不损伤软硬组织。家长在为孩子选择牙刷的时候,要根据儿童的年龄来选择适合孩子生长发育的阶段性保健牙刷。因为保健牙刷最基本的特点首先表现在刷头一定要小,刷毛要具有适合的弹性和硬度,易清洁、易干燥、无味,刷毛的末端要圆钝,既有利于清除牙菌斑,又不损伤软硬组织。刷毛要软,有利于进入龈缘以下以及牙齿的邻间隙,以便清除所有的牙菌斑。牙刷的刷面最好呈波浪形,也是为了深入牙间隙内清除牙菌斑。对于刷柄的选择,刷柄要具有一定的强度和硬度,而且便于握持,不容易发生滑脱、转动。对于儿童来说可以选择其喜欢的卡通型刷柄,这样既能使孩子便于握持,又能使孩子对刷牙产生浓厚的兴趣。使用前可以用温水浸泡,以软化刷毛。

(刘晓芬　降菁月)

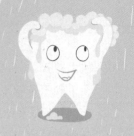

第二章
儿童期

1. > 我长大了，可以自己刷牙了

　　豆豆今年六岁了，是个聪明伶俐的小姑娘，是被爸爸妈妈和奶奶宠着长大的女孩子，但她常常说："我已经长大了！我能做到自己的事情自己做！"豆豆觉得长大是一件特别酷的事情。

　　爸爸说："既然豆豆这么想长大，那就要履行长大的约定——从自己刷牙开始吧！"

　　妈妈却持不同意见："豆豆还这么小，她自己能刷干净吗？"豆豆信誓旦旦地回答道："我可以的！妈妈你不要小看我，我一定能行！"奶奶听到豆豆和爸爸妈妈在说话，摇了摇头，走过来一把抱过豆豆，一脸宠溺："小孩子刷什么牙啊，不用刷牙也很干净！我们小时候都没这条件，牙齿不也好好的。"爸爸听了无奈地摇了摇头，劝道："妈，您这个想法真是大错特错，不要再拿那个年代的思想指导小朋友。我们每个人，不论是大人还是孩子，都要认真刷牙，才能保持口腔健康。"

　　爸爸轻声呼唤豆豆："豆豆，来，我来教你刷牙！"

爸爸和豆豆大手拉着小手，一起来到洗漱间，打开水龙头，小牙杯接上水，挤上草莓味的牙膏。"豆豆张开嘴巴，我们准备刷牙啦。"豆豆兴冲冲地说道："爸爸，你之前每天都给我刷牙，每当这时，我就会认认真真学习你的刷牙方法，今天我要自己动手刷

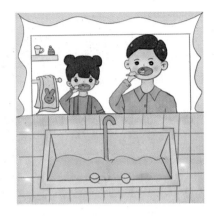

牙！你帮我看看有没有完全刷干净，可不能被妈妈和奶奶小看了！"

身为口腔医生的爸爸笑着说："那我先教你个口诀。"接着，刷牙歌信手拈来："小牙刷，手中拿，我们一起来刷牙。上牙往下刷，下牙往上刷，咬合面，来回刷，牙齿里面别忘啦！上上下下里里外外全刷遍，刷得牙齿顶呱呱！"豆豆听着儿歌，一脸兴奋："爸爸，这个儿歌真好听！我感觉我已经学会了！我一定能把我的牙齿刷得干干净净！"

爸爸摸摸豆豆的头语重心长地说："宝贝，想要把牙齿刷得干干净净也不是一件容易的事情哦，爸爸来给你仔细说说。"

"像豆豆一样6岁多的小朋友可以开始学习用巴氏刷牙法来自己刷牙了。首先，要把牙刷头倾斜地放在牙齿和牙龈交界的地方，刷上牙时牙刷头朝上，刷下牙时牙刷头朝下，轻轻用力，使刷头轻轻探入龈沟里。接着，刷后牙的时候两三个牙齿为一组，轻轻地来回刷动几次，再向对面牙齿的方向转动拂刷。然后，再移动到另外一组牙齿，用同样的方法继续刷干净所有牙齿的里面和外面。每一组牙齿应当跟上一组牙齿重叠2~3 mm，以保证所有的牙面都被刷到。在刷前牙舌面的时候，把牙刷竖起来，还是上牙从上往下刷，下牙从下往上刷。最后，在刷牙齿的咬合面时，把牙刷竖起

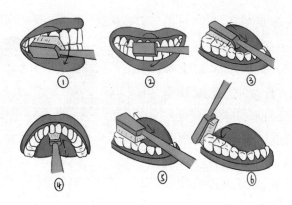

来,刷毛指向咬合面,轻轻用力来回刷。"豆豆听后,点了点头,乖巧地看着爸爸说道:"我对刷牙方法好像有了更详细的了解,是不是只有这一种刷牙方法啊?"爸爸摸了摸豆豆的小脑袋回答道:"如果小朋友还不到 6 岁,那巴氏刷牙法可能对他们来说太难了,可以试试圆弧刷牙法。圆弧刷牙法又称画圈圈法。刷后牙外侧面时,牙齿咬在一起,牙刷接触后牙的外侧,然后转圈,刷毛从上牙牙龈拖拉至下牙。刷到前牙的时候,可以咧开嘴发'1'的音,这时上下门牙是对着的,牙刷在牙齿上面继续做连续的圆弧形转动。刷后牙内侧面时,刷毛朝向牙面,来来回回反复刷。刷到前牙内侧面时,将牙刷竖起,来回上上下下,慢慢移动短距离刷,从一侧到另一侧。刷牙齿咀嚼面时,将刷毛放在牙面上,来来回回刷。最后一颗牙的最后面容易遗漏,所以刷这面时,半张口,刷头竖起,从最后一颗牙的内侧面,沿着牙龈,转到最后面,到达外侧面。这样所有牙齿就都刷干净啦。既简单又高效。"

　　"妈妈、奶奶,爸爸在给我讲刷牙小知识呢,我们一起来学习吧。"豆豆听完两种刷牙方法后兴奋地拉着妈妈和奶奶的手,跃跃欲试。奶奶自言自语道:"原来刷牙还有这么多学问,我的刷牙方法好像也不太对呢,今天试试看儿子教的方法。"

爸爸微笑着继续说道："孩子 6 岁以后,我们可以试着让他自己刷牙了,但还是要好好监督,帮助他养成良好的口腔卫生习惯。孩子刚开始自己刷牙时,咱们还是要帮他检查一下有没有刷干净,然后用牙刷和牙线把牙缝附近也清洁干净。这非常重要。在选择牙刷的时候,可以让他挑自己喜欢的款式,只要是圆头的、柔软的就可以。在小朋友会漱口并且确保不会吞咽牙膏之后就要开始用能预防蛀牙的含氟牙膏了。最后,还有 6 点小贴士要谨记哦:①每天早晚至少各刷牙 1 次;②每次刷牙至少 3 分钟;③刷牙力度要轻;④刷牙最好用温水;⑤睡前一定要刷牙,刷完牙后不要再吃东西;⑥牙刷需要 3 个月更换一次。"爸爸提醒道,"豆豆你记住了吗?"豆豆一脸认真地说:"我记住了。"

豆豆拿着手里的牙刷,根据爸爸说的方法,仔仔细细地刷了起来,爸爸和妈妈也在一旁悉心指导。

"太好啦,我长大了,我可以自己刷牙咯!"爸爸、妈妈和奶奶都露出了欣慰的笑容。

（张 莹 张 玲）

2. ＞ 摇摇晃晃的牙齿

"豆豆,开饭啦,今天有你最爱的大鸡腿哦!"一大早,奶奶就急匆匆地去菜场买菜,到家后又是一场忙碌的厨房"战斗",只为了给豆豆做她最喜欢的红烧鸡腿。准备开饭了,奶奶笑眯眯地带着豆豆来到餐桌旁,豆豆看到鸡腿两眼放光,猛吸了一下口水,迫不及待地拿起筷子赶紧夹了一个大鸡腿,"啊呜"咬了一口,心里美滋滋的。

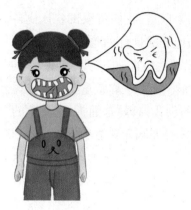

"嗯？怎么牙齿感觉怪怪的？"吃到一半，豆豆停止了咀嚼，自言自语着，并下意识伸手碰了碰牙齿。"妈妈！妈妈！我的牙齿怎么摇摇晃晃的！好像要掉下来了！"妈妈一听，便放下碗筷，托起豆豆的头仔细端详。奶奶听到后也赶紧凑过来："宝贝孙女是不是要换牙啦？"奶奶对孙女的每一个变化都特别在意，不愿错过孙女的每一个成长瞬间。

在妈妈和奶奶捧着豆豆的头左看右看的时候，爸爸打开了家门。感受到家里异常的气氛，爸爸连鞋都没来得及换，就上前了解情况。当得知事情的原委后，爸爸稍稍松了口气："就这点小事啊，瞧把你们紧张的，小雅都换了多少颗牙了，豆豆也一样啊。"同时，他抱起了豆豆。"来，啊——让爸爸看看你的小牙齿吧。"爸爸认真地看了看豆豆口腔里牙齿的情况，说道："豆豆长大了，要换新牙齿啦！"

"真的吗？我真的要长新牙齿了？"豆豆一脸不可思议地问道。

妈妈笑着摸了摸豆豆的小脑袋，说道："当然啦，爸爸是口腔医生，医生可见过不少长新牙的小朋友呢。不过，咱们家豆豆才6岁，就要换新牙了吗？是不是太早了。"

爸爸回答道："不早不早，正常小朋友都是6～7岁就开始换牙了。一般都是先从下门牙开始换牙。不过这个年龄也是因人而异，有些小朋友会更早或是更晚。"奶奶点了点头，说道："对，我记得姐姐小雅5岁多就开始换门牙了。"

"那新牙齿是怎么长出来的呢？跟小花小草一样吗？"豆豆又忍不住摸了摸那颗摇摇晃晃的牙齿。

爸爸轻轻拿开豆豆摸牙齿的手："可以这么理解,但其实换牙是一种生理现象。乳牙脱落、恒牙长出的过程,是由于恒牙逐渐萌出,乳牙的牙根被不断地吸收,就出现乳牙的松动,通常发生于6～7岁,我们家豆豆不是快过7岁生日了嘛。"

"这下我懂了。我长大了! 我要开始换牙了!"豆豆兴奋地大叫道,突然又小声地问,"那爸爸,现在我还能刷牙吗?""当然能啦!而且,在换牙期间,保持口腔的清洁卫生尤为重要。餐后漱口,早晚认真刷牙,每次3分钟,刷牙时要采取正确的刷牙方式,还记得我上次教你的巴氏刷牙法和圆弧刷牙法吗,一定要好好刷牙哦。同时还要注意刷牙时的力道,太用力会让你的小牙龈受伤噢,太轻又会刷不干净。"爸爸耐心回答着豆豆的问题。

"那乳牙掉了之后,恒牙什么时候长出来呢? 如果一直不长出来,该怎么办?"豆豆担忧得眉毛都耷拉了下来,没有牙齿可太难看啦。"如果半年内没有长出恒牙,可以去正规的口腔科医院寻求医生的帮助。先拍个牙片,看看乳牙底下恒牙胚的情况,乳牙掉了之后,一般1～3个月,恒牙就会长出来的,所以不用过分担心。"

"对了对了,最近这段时间,我决定吃东西要小心点,可别弄伤了这颗摇摇晃晃的小牙齿。妈妈! 我明天开始要喝粥!"豆豆捂着嘴巴,眨巴着大眼睛,似乎很勇敢的样子。"小笨蛋,爸爸知道你其实有点害怕对吗? 现在你的乳牙正常摇晃了,更应该多啃咬一些像苹果啦、玉米啦,这类硬度适中的食物,做到不挑食,少吃甜食,平衡咀嚼。一方面可以促进牙床、下颌骨以及面部的发育,另一方面还能使乳牙得到一定的生理刺激,促进松动的乳牙尽快脱落,把位置让出来,这样,今后萌出的恒牙就能尽早长到正常的位置啦。""那可真是太好了! 我可以安心地吃我的大鸡腿啦!"豆豆放心地吃着晚餐,觉得这顿饭变得更香了。爸爸、妈妈和奶奶看着豆豆大快朵颐的样子,忍不住哈哈大笑起来。

两天后,豆豆摸摸自己松动的乳牙,疑惑地问爸爸:"爸爸,我这几天已经在吃硬东西了,怎么它还是没掉啊?"爸爸走过来说:"我来看看。"只见爸爸用手摇了摇豆豆松动的下门牙,他感觉到这颗牙齿已经摇晃得非常厉害了,便对豆豆说:"这样吧宝贝,为了让这个牙齿快点脱落,现在我来帮你拔掉它吧!"豆豆有点惊恐地捂住了嘴巴:"在家里拔吗?"爸爸点了点头:"我那天在手机上看到一个在家里帮小朋友拔牙的好方法,很快的,一点也不痛,我们来试一试吧!"豆豆半信半疑,但还是选择相信爸爸。

只见爸爸找来一段牙线,绑在牙齿上打了个结,然后握住牙线的另一头。"豆豆,准备好了吗?""爸爸,我准备好了!""好的,我数一二三就开始拔了!一!"爸爸才刚数到一,就用力一拉牙线,"唰"的一下,很快就把牙齿拽了下来。豆豆还没反应过来,门牙就飞了出去,等豆豆感觉到一点点疼的时候,牙齿早就拔好了!豆豆捡起自己的小牙齿,带着流到一半的眼泪说道:"爸爸你可真厉害!一下子就拔掉了我这颗摇摇晃晃的牙齿!感觉只疼了一瞬间,真是太棒了!我要把这颗牙齿收藏起来!"

(戴霖园　张 蓓)

3. 奇怪的"两排牙齿"

周末,豆豆正悠闲地躺在沙发上,津津有味地看着电视。这时,奶奶端着一盘切好的苹果走过来,递给豆豆,这是豆豆最喜欢的水果,她开心地大吃起来。妈妈看到后说:"豆豆,你都这么大了,怎么还要奶奶帮你切好送过来啊?"豆豆扭头神气地说道:"我最讨厌自己啃苹果了,多麻烦呀!奶奶对我最好啦!一小块一小块的,可适合我吃啦!"奶奶听后,笑眯眯地点点头:"就是,小孩子牙齿这么小,啃不动的,你不给他切好,他怎么吃啊!"爸爸叹了口气,摇了摇头:"都怪妈太宠着豆豆了,不让豆豆多吃硬东西,这以后换牙会有大麻烦的。"

几天后,豆豆正准备美滋滋地睡午觉时,她躺在床上突然舔到下面的牙齿,好像有奇怪的感觉,连忙一骨碌从床上爬起来,照镜子看了看,便惊呼道:"妈妈,妈妈,你快过来啊,我出现了两排牙齿,怎么办啊? 快来救救我!"爸爸妈妈连忙循声赶来。豆豆十分紧张,立刻张大了嘴巴:"啊——"爸爸仔仔细细地给豆豆检查起来:"豆豆,你这是乳牙还没有脱落,新的恒牙就迫不及待地长出来了。"

妈妈担心地看向爸爸,问道:"豆豆的牙齿是什么情况啊? 为什么会有两排牙齿啊?"爸爸看着一脸疑惑和担心的母子俩笑着说道:"有我在,不用担心,让我来给你们讲讲双排牙的故事吧。"

"小朋友们一般在 6 岁左右开始换牙,这时候有些小朋友会突然发现自己门牙的里面又长出来一颗或两颗牙齿,变成了双排牙。里面新长出来的是恒牙,它原本应该在乳牙掉了之后再长出来的,但是由于小朋友不喜欢吃硬东西等原因,乳牙就没有及时脱落。你看,奶奶平时都把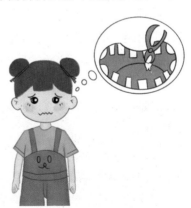苹果切好了送到你嘴边,你从来不用自己的牙齿去啃,牙齿没有得到足够的锻炼,才出现了双排牙。不过别担心,很简单,我们去医院里把应该脱落的乳牙拔掉就好了。拔掉以后,恒牙就会慢慢地回到正常的位置。如果恒牙不能回去,那可能要早点做牙齿矫正。"豆豆听完,连忙捂住小嘴巴,抱紧妈妈呜咽起来:"我不要拔牙,我不要拔牙! 爸爸,拔牙一定很痛,我不要,我不要!"奶奶听到宝贝孙女在哭,赶紧冲过来,"这么小的孩子拔什么牙啊,姐姐的牙齿都是自己掉的,你小时候也没拔过牙。为什么豆豆要拔牙? 就让牙齿自己掉,豆豆不哭,咱们坚决不去医院拔牙!"说罢,奶奶便宠溺地把豆豆抱在怀里哄着。

"豆豆,不要害怕,爸爸就是口腔医生,医生都是很专业、很温柔的。"爸爸温柔地安慰着豆豆,又转头对奶奶说,"妈,孩子的恒牙已经长出来了,我们都看到了。乳牙却还没掉,再不拔掉就晚啦! 我们现在就必须得早点拔掉了!"

爸爸为了让豆豆和奶奶放心,继续耐心说道:"别害怕,医生帮你拔牙一定不会让你感觉痛的。如果这个牙齿已经很松了,医生在旁边的牙龈上涂一点点麻药就可以了。如果牙齿还很牢固,那就要打一针麻药了,但是打麻药的针也只是有一点点轻微的痛感,坚持三秒钟,麻药打好了拔牙就一点都不痛了。""豆豆你就放心吧,我的同学也拔过牙。你看你的恒牙都已经长出来了,你的小乳牙就必须拔掉了,不然两排牙齿就太难看啦。大家都是一排牙齿,就你不一样吗? 再说了,拔牙的时候就像小蚊子叮一下,一点点痛,不要担心。豆豆这么勇敢,一定没问题的!"姐姐小雅也在一旁安慰豆豆。

豆豆听完,渐渐平缓了情绪,对爸爸说:"爸爸,以后我每一颗长出来的牙齿都需要拔吗,有没有办法让我的乳牙自己掉下来?"

"豆豆你问得真好,当然有办法啦。为了预防孩子们出现双排牙,家长们在日常生活中要多给孩子吃一些硬度适中、可以撕拽的食物,比如苹果、玉米、芹菜、牛肉等耐嚼的食物。"说到这儿,爸爸转头看了一眼奶奶,继续说道:"这样做的原因是,让乳牙得到良好的生理刺激,锻炼孩子的咀嚼功能,促进孩子乳牙牙根的生长发育和自然吸收，让乳牙能够按时脱落，还能促进牙床、面部骨骼的发育，避免出现双排牙。"

"知道啦爸爸，我以后要多吃芹菜、牛肉、玉米，啃苹果、生梨，我不要再有两排牙齿了。"豆豆乖巧地点了点头。

大家开心地笑了。奶奶也听懂了其中的道理："豆豆，奶奶以后知道了。苹果之类的我就帮你洗好，你自己啃着吃吧！"

（张 莹 张 玲）

4. 我的第一颗大牙齿

放学后，豆豆兴冲冲地跑回家，一进家门，就找到在口腔科工作的爸爸。爸爸还以为豆豆是因为数学考试考了满分而兴奋不已，哪知道她是迫不及待地想和家里人分享学校里发生的新鲜事。

豆豆就像喜鹊一样叽叽喳喳说个不停："爸爸，爸爸！今天我们班的同学浩浩告诉我，他嘴里居然长出了一颗新牙齿，在最里面的位置，但是他奶奶说他里面的大牙都没掉过，这颗牙齿肯定是乳牙，是会换的。不过他妈妈又觉得里面这颗大牙好像是直接新长出来的，一家人争来争去。于是，浩浩妈妈就带他去口腔医院检查牙齿了。医生看过之后，说浩浩妈妈说的是对的，这颗牙是直接长出来的新牙齿，叫六…六什么齿？"豆豆把浩浩的看牙小故事讲得跌宕起伏，好像是她亲身经历过一样，一家人听得津津有味。

"是六龄齿！"爸爸笑着回答。

"对对对，他说的就是六龄齿，浩浩好厉害，都有新牙齿了，那我以后也会有吗？"豆豆又羡慕又充满了疑问。

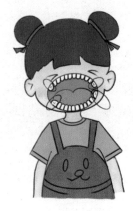

"当然啦,每个小朋友都会长出六龄齿噢,只不过有的小朋友长得早,有的小朋友长得晚。下面就让爸爸来告诉你,为什么这颗牙齿要叫六龄齿吧!"爸爸专业地回答着豆豆的每一个问题,"六龄齿一般是指在6岁左右长出的牙齿,又称为第一恒磨牙,萌出时间相对较早,是恒牙中最早生长出来的一颗牙齿,而且体积较大。由于出现时间早,终生不会替换,颌面窝沟点隙比较深,容易滞留食物残渣或者软垢,不易清洁等原因,因此相对来说它比较容易发生龋坏。因为这颗牙齿萌出的时候,没有乳牙脱落,所以很多人会误以为它是乳牙,即使发现它蛀了也不太重视,所以有很多小朋友牙痛了到医院检查,才发现是最重要的恒牙蛀了,后悔莫及。"

"爸爸,看来六龄齿很重要啊,它长出来了可要跟着我一辈子呢,那以后我该怎么保护它呢?"豆豆非常爱护她的每一颗牙齿。

"六龄齿当然重要啦,它是我们所有承担咀嚼功能的牙齿里最重要的一颗大牙。豆豆,从现在开始,你就要养成良好的口腔卫生习惯,饭后记得漱口,早晚认真刷牙,每次刷满3分钟,选择合适的牙刷,刷毛软硬适中,使用含氟牙膏,刷牙时更要采取正确的刷牙方式,推荐使用圆弧刷牙法和巴氏刷牙法。同时还应避免刷牙时用力过大,平时应少吃甜食,少喝碳酸饮料,少吃辛辣刺激的食物。我说的这些可都是预防龋坏的方法。"爸爸告诫着豆豆。

"确实呢,今天浩浩告诉我,他去看的牙科医生也是这么跟他说的呢!那天医生还给他的六龄齿穿了保护衣呢!爸爸,浩浩说的保护衣又是什么呢?"豆豆不懂就问。

"豆豆,浩浩所说的保护衣应该是窝沟封闭,它属于口腔预防性操作,是指在不损伤牙齿的情况下,将窝沟封闭的材料涂抹到牙齿咬合表面比较深的窝、沟、点、隙里，当这些材料硬化之后形成一层保护膜，覆盖在窝沟上，可以有效地避免一些细菌以及代谢物对牙齿的伤害，使牙齿咬合面比较光滑、容易清洁，从而达到预防龋齿的目的。"

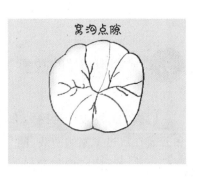

窝沟点隙

"爸爸，我明白了，等以后我的六龄齿冒头了，我要马上做窝沟封闭，让我的小牙齿及时穿上保护衣，赶快保护起来！"

"豆豆，你保护牙齿的意识非常好，但是呢，给六龄齿穿保护衣这件事你可别太着急啦，需要等到六龄齿完全萌出，没有牙龈覆盖，这才是做窝沟封闭的最佳时机哦！"

"还有最后一个问题，爸爸，六龄齿萌出的时候会不会痛呀？"

"一般长六龄齿会有轻微的疼痛，那是牙齿要破龈而出所造成的，大多属于正常现象，这种疼痛并不是非常的明显，可以不用特殊处理。"

"豆豆，来，把嘴巴张大，正好让我看看你的六龄齿有没有要长出来吧？"

"啊——爸爸，我张得够大了吗？"

"可以的，够大了。哎呀，豆豆，我看到它了，你右下角的六龄齿其实已经在长啦，我都能看到它露出白白的小牙尖啦！不过左下、左上、右上的六龄齿都还完全没有露出来。"

"哇！太好了，我现在就要照照镜子好好看看它！不过上面的我看不到，爸爸每天帮我看看吧，等它们长好了，我要早点去做窝沟封闭保护六龄齿！"豆豆兴奋地说着，露出了开心的笑脸。

（戴霖园 张蓓）

5. > "地包天"的故事

　　妈妈的好朋友芳芳阿姨和她的女儿云云来豆豆家做客,豆豆和云云在玩过家家的游戏,两个人开怀大笑。偶然间,芳芳阿姨注意到豆豆的牙齿好像和云云的不太一样,便向豆豆的牙医爸爸咨询道:"豆豆爸爸,云云的牙齿怎么是下面的牙齿包着上面的,而豆豆的牙齿却是相反的?"

　　"云云,牙齿咬起来,给叔叔看看。"爸爸听后,连忙走到云云跟前,让云云按他说的张开嘴巴。爸爸看了看,说道:"云云的牙齿需要矫正,是典型的'地包天'。"

　　"叔叔,什么是'地包天'? 牙齿还有名字吗? 那豆豆的牙齿叫什么?"云云笑嘻嘻地问道。"让叔叔给你们好好讲一讲吧。"豆豆爸爸挺起胸膛,自信十足地说。

　　"牙齿正常咬合的情况下,上颌牙齿在外,下颌牙齿在内。但有些人下颌牙齿在外,上颌牙齿在内,医学上称为前牙反𬌗,也就是俗话说的'地包天',通常表现为下牙包住上牙。"

　　"那是什么原因造成我们云云'地包天'的呢?"云云妈妈不解地问。

　　"因为食物的精细化,咀嚼功能锻炼不够,导致颌骨发育不足,近些年儿童错𬌗畸形的患病率也在不断上升。错𬌗畸形是由于先天的遗传因素或后天的一些不良因素造成的。后天因素比如婴幼儿时期喂养姿势不对,让孩子仰卧位喂养,还有儿童时期养成的咬唇、咬文具、啃指甲、吮橡皮奶嘴、下颌前伸等不良习惯,破坏了牙、颌、面部组织原有的正常动力平衡,阻碍了这些部位的正常发育,从而引起错𬌗畸形。云云妈妈,你们家长辈的亲戚里有没有是'地包天'的啊?"

"这么说的话,云云爷爷好像是有点'地包天'。不过我们云云现在的牙是乳牙,以后反正要换牙的,换牙后再矫正可以吗?"云云妈妈看着云云的牙齿问道。

"有些家长对这种错殆畸形的认识程度不够,认为乳牙反殆不要紧,反正以后都是还要换牙的,换牙之后牙齿的位置自然就会正了,有些甚至错认为'地包天'就是福相,大可不必担忧。但事实并非如此。

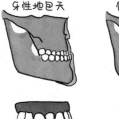
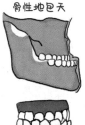

若乳牙期反殆没有及时矫正,错殆畸形的病因没有解除,那么替换恒牙后仍会反殆。而且,乳牙期的'地包天'大都还不太严重,以牙性和功能性的'地包天'居多,但如果不早点纠正,就会逐渐发展为骨性的'地包天',不仅矫正难度增加,效果也会变差。"豆豆爸爸强调。

云云妈妈瞪大了眼睛,点头附和:"那我们要赶紧去医院进行干预了。"

"云云妈妈,'地包天'的矫正越早越好。乳牙期最佳矫治的年龄是3.5~5.5岁。孩子牙齿长得不好,不仅影响口腔卫生及口腔功能,还会影响孩子面容的生长发育。而且,由于人的口腔及颌面部组织对于颌面部解剖形态的完整性、美观性及咀嚼、吞咽、语言、呼吸等生理功能非常重要,一旦发生错殆畸形,就会在一定程度上影响这些功能的正常发挥。家长应增强早期矫治的意识,及早认识儿童错殆畸形的危害和早期矫治的必要性,早期矫正有利于上颌骨发育,有利于预防恒牙反殆或减轻恒牙反殆的严重程度。"

“叔叔，我看了豆豆的牙齿，真的和我不一样唉。妈妈，我也想像豆豆的牙齿一样漂亮。”云云噘起小嘴，轻轻说道。

“谢谢豆豆爸爸的讲解，还好我们及时发现了问题，过几天我就带云云去看医生，早点解决‘地包天’的问题。哎，豆豆爸爸，一般都是怎么矫正啊？”云云妈妈问道。

“矫正之前医生会给孩子拍片子、拍照片、取牙模，分析一下孩子是哪种类型的‘地包天’。如果是单纯的牙性‘地包天’，可能会戴一个牙套，把上面的门牙推出来一些。如果是骨性的‘地包天’，也就是颌骨发育有问题的话，可能晚上睡觉的时候还需要戴一个面具，把上颌骨慢慢向前牵引出来一些。做好矫正以后，也要经常到医生那里复诊，因为小朋友会换牙，骨骼也会继续发育，需要定期观察随访，如果‘地包天’复发了，需要再次矫正。如果孩子青春期颌骨畸形越来越严重，也有可能要等到成年后手术治疗。”

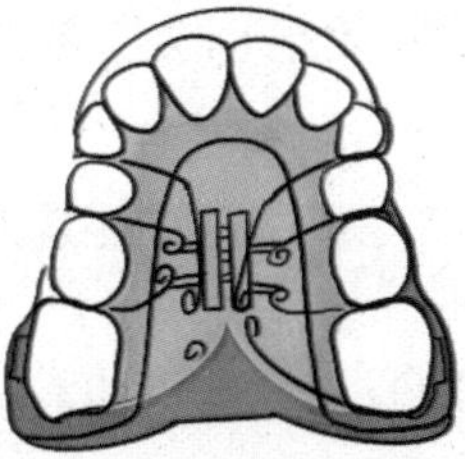

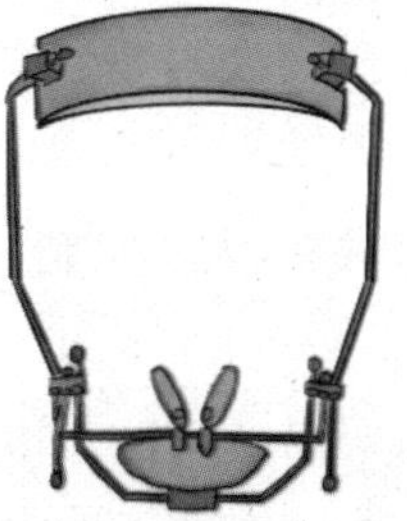

“天哪，‘地包天’可真不是个小问题。谢谢豆豆爸爸，我们尽快带云云去医院检查治疗。”云云妈妈急着说道。

“不客气，早期矫正治疗时间短，恢复效果也会更好。”爸爸依旧不紧不慢地回答道。

（张 玲 张 莹）

6. 我多长了一颗牙

"妈妈,我的两颗小牙齿中间多了一颗小糯米,你快来看一下!"梳着头发,豆豆突然有一个了不起的发现。她对着镜子一脸认真,乌黑的小眼睛在眼眶里打转,又兴奋又疑惑,小手指一下一下地点着嘴巴那个尖尖的小牙齿,另一只小手不停地招呼,示意妈妈赶紧过来看一下。

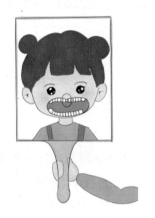

妈妈听见豆豆的声音,赶紧放下手里的活儿就走过来,轻轻拨开豆豆的小嘴唇,往豆豆手指的方向看去。"呀,还真是。豆豆,这不是小糯米,这是你新长的小牙齿!"妈妈耐心地解释道,"豆豆,你看,这颗小牙齿和边上的小牙齿一样,也是小小的一颗,硬硬的,用来咬坚硬的食物,只不过它才冒了个尖尖头儿,还很小,没完全长出来,就和我们豆豆一样,还没长大。"

豆豆将信将疑地点点头,疑惑地看着妈妈:"可是,妈妈,我有一个问题,这颗小牙齿好像没地方长了呢。我这儿都已经长了别的两颗小牙齿了。这个像小糯米一样的白白的东西,真的是我以后的小牙齿吗?它的样子好奇怪啊!有点丑……"豆豆撇了撇嘴,有点嫌弃这个新长的小牙齿,小小的脑袋里画着个大大的问号。

"这个嘛。"妈妈好像被豆豆问住了,"它长得是有点奇怪,让我们来问问牙医爸爸吧!"妈妈话音刚落,爸爸正好走了过来。

爸爸清了清嗓子,看了看豆豆的牙齿后,讲起了故事。"牙齿是人体唯一一个出生后才慢慢成长起来的器官。实际上在胎儿

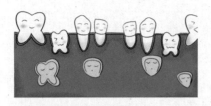

时,我们的牙齿就作为牙胚埋伏在口腔里了,全部长起来的牙齿肩负了切断和咀嚼食物的重任。但也不排除个别牙齿在出生时选择错了时间和地点,变成了'多生牙',是多余的一颗牙齿,位置不正,外形也不正常,所以口腔医生一般建议拔掉。豆豆的这颗牙齿就属于'多生牙'。"

"啊!"听到要拔牙,豆豆"哇"的一声哭了起来,"我不要拔牙,我不要拔牙! 我不嫌弃这颗牙齿长得丑了。"豆豆哭得两只小眼睛都泛着泪花,楚楚可怜,小手还轻轻拉扯着爸爸的衣袖。豆豆呜咽着,抬头问爸爸能不能不拔牙。

爸爸温柔地回答:"如果这颗小牙齿不拔的话,会有很多坏处。多生牙若是长在正常牙齿之间,就会占据正常牙的位置。正常牙受到排挤,就只好从牙龈的旁边长出去,导致牙齿排列不齐。若多生牙长在正常牙齿的里面或外面,就会形成双层牙,两牙之间有缝隙,造成食物残渣滞留和嵌塞,导致牙龈发炎甚至蛀牙。多生牙一般在儿童换牙时长出,它的长出会使恒牙不能顺利萌出,即使勉强萌出,也是排列不齐,拥挤不堪,容易藏食物残渣,给龋齿、牙龈炎的发生创造了条件。"

妈妈紧跟着爸爸的话,温柔地安慰豆豆:"你看,这颗多生牙会把你别的小牙齿都挤歪,虫子还容易在它边上打洞,到时候豆豆不仅牙齿长得丑,还会牙齿疼。"

豆豆听后,连忙问:"那拔牙疼不疼?"

妈妈摇了摇头:"豆豆,不要害怕。爸爸就是口腔医生,医生都是很专业、很温柔的,拔牙的时候就像小蚊子叮一下,一点点痛,不要担心。我们豆豆很勇敢的。对不对?"豆豆轻轻地点了点头,还有些犹豫和害怕。

第二天清早，在爸爸和妈妈的鼓励下，豆豆一家三口来到了儿童口腔科。豆豆勇敢地躺在牙椅上让医生检查，还去给牙齿拍了个片子。医生看过片子后说："这的确是一颗多生牙，应该尽早拔掉，以免影响旁边正常的恒牙萌出。但是现在这颗多生牙只冒了一点头，我们的拔牙钳很难钳住这颗牙齿，强行拔掉的话还要把牙肉切开，甚至旁边的牙槽骨也要去除一些才能拔得下来，这样创伤会比较大。我建议可以再观察一两个月，等这个多生牙再多长出来一些，长到钳子能够钳得住的高度，直接拔掉就可以了。"豆豆听到医生这么说，开心极了，"好啊好啊，爸爸妈妈我们再等等看，等这个牙齿长出来一些再来拔掉吧！"

爸爸妈妈点了点头，说道："好，那我们就听医生的吧。哎，医生，现在长多生牙的小朋友多吗？"医生回答道："多生牙在临床上还是蛮常见的，最多见的位置就是上面大门牙的正中。豆豆这个牙的位置和方向还不算太严重，有的小朋友多生牙是倒置的，也就是往鼻腔的方向长的。这种情况处理起来就有点难度了，需要做个小手术。"

妈妈吃了一惊："还有往鼻子方向长的牙齿啊，真是长见识了！好的，医生，我们两个月后再带孩子来复查！"

豆豆牵着爸爸妈妈的手，一蹦一跳，开心地回家了。

（谢园园　丁伟丽）

7. 我的牙齿有个洞

静谧的夜晚，仰头看着天空的弯月，一切显得那么安谧。爸爸像往常一样有声有色地给豆豆讲起了睡前绘本故事。"豆豆，最近

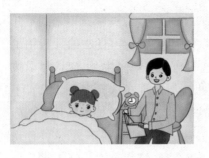

你表现很好，爸爸要奖励你。你可以自己去书架上挑选一本喜欢的绘本，然后爸爸再给你讲故事哦。""哇哦，真的吗？我太开心了，我最喜欢听爸爸讲的故事了。爸爸，你等等我哦，千万别睡着啦。"只见豆豆立马下床，穿着自己的恐龙拖鞋"哒哒哒"奔向了书架，像个小大人般若有所思地选择了起来，令人忍俊不禁。不一会儿，豆豆就从身后拿出了她最喜爱的书本，递给爸爸："爸爸，爸爸，你给我讲这个吧，'出发，刷牙小火车'！"爸爸也静静地躺在了豆豆的身边："好的，被子盖好了，精彩的故事就要开始啦。

——嘟嘟嘟，嘟嘟嘟，来了，来了，是我，刷牙小火车来啦，看，我正往嘴巴里面开呢。这个在生气的小朋友叫小拓，他说他最讨厌刷牙了。

——咦，你是谁呀？

——我是刷牙小火车，小拓和我一起刷牙吧！嘟嘟嘟，让我开到小拓的嘴巴里吧。

——嗯，好的！

——'啊。'小拓张开了他的嘴巴。

——我要出发啦！刷牙小火车要出发了啦！前进！嘟嘟嘟，让我打开照明灯，向小拓的嘴巴前进啦！嘟嘟嘟，到达门牙站咯，胡萝卜渣刷刷刷，海带渣刷刷刷！到达臼齿站了，玉米渣刷刷刷，肉渣也刷刷刷！哎呀，麻烦了，肉肉怎么就刷不掉呢？那我就绕到牙齿后面去刷一刷吧！嘟嘟嘟，刷刷刷，刷刷刷！哇，成功了！终于刷掉了！看，刷牙后的牙齿是不是亮晶晶的呢。一眨眼就刷完了！小拓真是太棒啦！我还会再来的！"

"好了,豆豆,爸爸的故事讲完了,爸爸问你,刷牙很干净的小朋友是不是很棒呢？小拓的牙齿被刷得亮晶晶了,现在,爸爸也要来检查你的牙齿了。豆豆,啊,我们嘴巴张得像大老虎那样大。"只见身为口腔科医

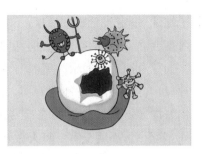

生的爸爸打开了家庭版检查牙齿专用的手电筒。一下子,豆豆的嘴巴被照得亮堂堂的。"豆豆呀,我们还得认真刷牙哦。爸爸出差一段时间,你牙齿都没有刷干净。你看看,这里是不是变成黑黑的了。"爸爸递给豆豆一个手持镜子,让她看看自己的牙齿。"这就是蛀牙,蛀牙菌在你的牙齿里挖了一个大洞,它们就喜欢这种没刷干净的牙齿。明天我要带你去儿童口腔科补牙,不然蛀洞只会越来越大,到时候整颗牙齿都被蛀牙菌挖空了也有可能哦,那你这颗小牙齿就保不住了。看你下次还敢不敢偷懒、不好好刷牙。"豆豆满脸惊恐地看着爸爸。"好的,爸爸,我知道了,我以后一定会好好刷牙的,我再也不要让可恶的虫子钻进我的牙齿里面去了!"说完,豆豆后悔的眼泪已经在眼眶里面打转了。

爸爸又给豆豆普及起了护牙小知识:"豆豆,当牙齿被蛀牙菌蛀了,我们应该怎么办呀?"豆豆眨巴着她天真无邪的小眼睛:"嗯？要去看医生,要打败蛀牙菌!"

"宝贝回答对了!"爸爸为豆豆鼓起了掌。

"爸爸,我的牙齿为什么生病了呢?"爸爸摸着豆豆的头,说道:"我们的口腔中存在着各种细菌,有些细菌会黏在牙齿表面,形成牙菌斑,它们可以发酵食物残渣,产生酸性物质,腐蚀牙齿,久而久之牙齿上就会形成蛀洞,也就是龋齿。一旦形成蛀洞,食物残渣更容易堆积进去不易清洁,蛀洞就会越来越严重。所以如果已经有

了蛀牙,一定要赶紧做治疗,不要让小洞变成大洞,否则不仅牙齿可能会痛,医生治疗起来也会更麻烦。"

豆豆用崇拜的眼神望着身为口腔科医生的爸爸,拉着爸爸的袖口,有点不好意思地埋着头,又低声问了一个问题:"爸爸,那我们怎样才能让牙齿不要有这些丑丑的洞洞呢?我不想让牙齿生病!""豆豆,小朋友需要每天做好牙齿的清洁大扫除,认真刷牙,这样才能抵御蛀牙菌的侵袭。小朋友们还要少吃糖、甜食,少喝饮料,饭后要及时漱口。还有睡前两个小时我们就不能再偷吃糖果了!"

"爸爸,你太厉害了,有你真好,我以后一定会好好刷牙的。"说着说着,豆豆声音越来越低,慢慢进入了甜美的梦乡,爸爸轻轻地带豆豆关上了房门。

(李 艳 魏 星)

8. 牙龈上的"小痘痘"

厨房里,爸爸正仔细地洗着苹果,准备端出去给豆豆吃。苹果富含矿物质和维生素,其中营养成分可溶性大,易被人体吸收,故有"活水"之称,也是豆豆最喜欢的水果之一。

"豆豆,快出来吧,爸爸给你洗好了苹果!"听见爸爸的呼唤,豆豆捂着嘴巴从卧室无精打采地出来了。"咦,我的豆豆平时听见苹果两个字可是双眼冒光的呀,今天怎么如此淡定?"爸爸疑惑道。"爸爸,你不知道,我青春期到了,我的牙龈上长个小痘痘,牙齿甚至还有点痛呢。"豆豆说完便瘫软在沙发上,像极了泄了气的皮球。奶奶闻声赶来:"豆豆,怎么回事?给奶奶看看,怎么这么小就长痘痘了,还在牙齿上,这可是第一次听说。实在不行,痘痘可是要挤掉的。"

　　爸爸扑哧一声笑了出来：
"妈，牙齿上的痘痘可不一
样。"不过出于口腔医生的职
业敏感，他瞬间意识到了孩子
口中的"痘痘"并不简单，赶忙
上前对豆豆说："快让爸爸看
看在哪儿！"爸爸用手拨开豆
豆的嘴唇，顺着孩子手指的方

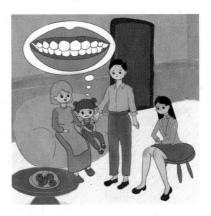

向看到了那颗"小痘痘"。"豆豆，你这不是青春期到了，是你的小
乳牙生病了，牙神经发炎了！"妈妈听到后，也焦急地赶忙跑过来。
"啊？牙神经发炎了？"

　　"爸爸，什么叫牙神经发炎了？严重吗？"豆豆担忧地问爸爸。

　　"所谓的乳牙牙神经发炎，说的就是乳牙牙髓炎，是发生在乳
牙牙髓组织，也就是牙神经的炎症。牙神经是牙齿内部的软组织，
其中包含神经、血管等，可以感受到外界的刺激。当牙体疾病，如
蛀牙、外伤等达到牙齿深层时，就会刺激牙神经，引发炎症反应！"
爸爸不慌不忙地解释着。

　　"爸爸，那牙髓炎的症状就是牙龈上长小痘痘吗，还有其他表
现吗？"豆豆若有所思地问爸爸。

　　爸爸继续解释道："牙神经的急性炎症常常会引起尖锐而剧烈
的疼痛，表现为自发的、一阵一阵的、容易在晚上发作的疼痛。疼
痛发生时可能无法自行定位，我们不能明确地说出具体哪颗牙齿
不适。冷热刺激可以使疼痛加重，但当牙髓出现化脓或坏死时，又
可能出现'热、痛、冷缓解'的症状。牙神经的慢性炎症可能没有明
显的症状或症状比较轻，在受到温度、机械、化学等因素的刺激，比
如食物碎片卡入龋洞，咀嚼硬物或用力咬合，进食酸、甜、冷、热食

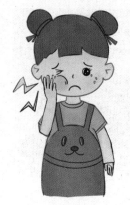

物产生刺激时,会引起疼痛;刺激去除后,疼痛会持续一段时间后消失。你牙肉上的小'痘痘',就是形成了牙龈局部肿胀或瘘管,这是因为化脓的牙神经已经从根尖扩散出来,穿透了牙槽骨、牙龈,通过黏膜上瘘管孔排出。瘘管孔通常是牙龈上的一个小脓包,挤压时会有脓液渗出。"

"那孩子的牙齿该怎么治疗呢?要去医院打针吗?反正是乳牙,可不可以直接等到换牙啊?"妈妈焦急地问道。"对呀,反正会换牙,还治什么治,浪费钱还浪费时间。"奶奶在一旁不屑地说道。

爸爸摸了摸豆豆的小脑袋,耐心地跟妈妈和奶奶解释道,"是这样的,豆豆这种情况不需要打针,但这颗牙齿需要做根管治疗,就是俗称的抽牙神经。妈,这颗乳牙虽然以后会换的,但如果不治疗,不但会经常疼痛,影响她的生活质量,还会影响到恒牙牙胚的生长发育,这可不是一件小事。"

"啊,这颗小痘痘原来有这么多学问啊!"奶奶感叹道。

"爸爸,根管治疗会不会疼啊?医生要做些什么?要很久吗?"豆豆有些害怕地问道。

"别担心,只要你好好配合医生,根管治疗一般只要去 2~3 次,很快就会结束的,也不会很疼。根管治疗就是用牙钻去净龋坏的牙体组织,打开牙的髓腔,将牙髓全部去除,清理、根管消毒之后,用可吸收充填材料充填根管,消除炎症,使患牙得以保留,待乳牙留到正常换牙期,自然脱落,就不会对孩子的牙列、颌面部及全身生长发育产生不良影响。相反的,如果就医过晚,炎症控制不及时,可能会引起乳牙早失、颌面部感染、恒牙发育及萌出异常等并发症。"爸爸详细解释给豆豆听,消除她的恐惧心理。

"爸爸,那我不能等到换新牙了,后果好严重,你快找时间带我去做根管治疗,让我的痘痘赶紧消失吧!"豆豆听后,对根管治疗有了大致了解,不再害怕,反而积极配合,争取早日消灭牙龈上的"小痘痘"。

(张 敏 张 莹)

9. > 我的牙齿有保护衣啦

早上,妈妈正在准备早饭,她和爸爸闲聊道:"这几天我帮豆豆刷牙的时候,发现她的六龄齿已经全部长出来了,这可是孩子的第一颗恒牙啊! 要用一辈子的,可得好好保护起来! 你是专业的口腔科医生,你有什么好办法吗?"

爸爸听闻,点头道:"我也发现了,正巧今天是周末,我们一起带豆豆去做窝沟封闭吧!""窝沟封闭? 我去喊豆豆来吃饭,你正好给我们讲讲什么是窝沟封闭吧?"说着,妈妈带着豆豆从卧室里走了出来。

"爸爸! 妈妈说今天要去给我的小牙齿做窝沟封闭,什么是窝沟封闭呀? 为什么要做这个呢? 疼不疼啊?"豆豆一边吃饭,一边好奇地问出一连串问题。

爸爸回答道:"不疼的,窝沟封闭就是给你的牙齿穿件保护衣,保护你的牙齿不被蛀虫吃掉。"

"牙齿要怎么穿衣服啊? 我能帮它穿吗?"豆豆天真地问。

"哈哈,当然是需要专业的医生帮助牙齿穿上保护衣啦! 你只要乖乖配合就行了,一点也不疼的。"爸爸被逗得大笑起来,"爸爸先和你讲讲,让你了解一下,做好准备。窝沟封闭是指在不损伤牙

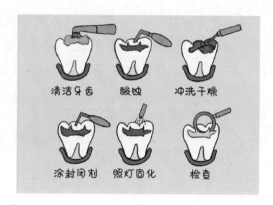

清洁牙齿　　酸蚀　　冲洗干燥

涂封闭剂　照灯固化　　检查

齿的情况下,先清洁牙面,再将窝沟封闭剂涂抹到牙齿咬合表面比较深的窝沟、点隙里,将其封闭起来。然后使用光固化灯照一照,等窝沟封闭剂硬化之后会形成一层保护膜,覆盖在窝沟上,可以有效地避免一些细菌以及代谢产物对牙齿的伤害,从而达到预防龋齿的目的。"

"原来是这样!听起来一点也不可怕!"豆豆点点头,"我一定会好好配合医生的!"

"那豆豆做完窝沟封闭后,还会蛀牙吗?"妈妈听完,问道。

爸爸说:"窝沟封闭剂对于牙齿只能起到暂时的封闭作用,时间久了会被磨损掉甚至脱落,而且窝沟封闭剂也只能保护到它所覆盖的牙齿部位,对于裸露在外的其他牙面,是起不到保护作用的。因此,做过窝沟封闭的小朋友,需要每年检查一次牙齿,如果窝沟封闭有脱落,应该及时填补,平时更应该认真刷牙,这样才能永远地保护好自己的牙齿。"

豆豆又想起一个问题:"爸爸,那做窝沟封闭要很长时间吗?我有多少颗牙齿需要穿保护衣啊?"

爸爸笑着摸了摸豆豆的头,回答道:"我们今天去医院,让医生仔细地帮豆豆检查一下。你刚长出了四颗六龄齿,应该只要穿四件保护衣。等你的其他恒牙长出来后,爸爸再带你去检查。一般来说,窝沟比较深的牙齿都需要做窝沟封闭。"

豆豆说道:"六龄齿?是浩浩先长出来的那颗大牙齿吗?上次爸爸你和我说,这颗牙齿是直接长出来的,不会换的,特别重要,我都牢牢记在心里呢!等我看好医生,上学去了后我也要叫我的好朋友们都去检查牙齿,让她们的牙齿也穿上保护衣!"

爸爸又叮嘱道:"但是已经有蛀牙的、牙齿已经补好的、牙齿未完全长出来或牙齿窝沟较浅的小朋友,都不适合做窝沟封闭。豆豆一定要让他们找专业医生检查哦!"

"好的呢,爸爸。那我们今天就去做窝沟封闭吗?"豆豆迫不及待地问道。

"是的,吃好早饭,我们就出发!"爸爸和妈妈相视一笑。

"太好啦!我要有牙齿保护衣啦!"豆豆高兴地大叫道。

一家三口开心地来到了儿童口腔科。豆豆兴奋地跟医生阿姨说:"医生阿姨,我今天想给我的六龄齿穿上保护衣。"医生阿姨笑了笑,"好的,豆豆,阿姨今天就帮你把六龄齿保护起来。你一定要跟阿姨好好配合噢!"豆豆自信满满地答道:"没问题。"医生让豆豆躺下来,嘴巴张大,先用小刷子蘸取牙膏,把牙齿每个面都清洁干净。然后拿起了蓝色的酸蚀剂,告诉豆豆要先给牙齿涂一层有点酸酸的"蓝莓酱",30秒后用水冲掉。然后又拿起了粉色的"草莓酱",最后拿起会发出蓝紫色灯光的"魔法棒"照20秒,粉色的草莓酱就变成了白色的保护衣。整个过程豆豆都非常配合。

最后,豆豆兴奋地对医生说:"医生阿姨,你这里有好多神奇的工具,下次我还想来找你看牙齿!"爸爸、妈妈和医生阿姨都开心地笑了。

(沈宵安　叶　茵)

10. > 甜甜的"蜂蜜"保护我

　　活动课上,小朋友们聚在一起玩游戏,大家有的在踢足球,有的在打羽毛球,还有的在跳绳,玩得不亦乐乎。豆豆和她的好朋友们在踢毽子,玩累了大家便坐在草坪上休息,分享生活中的新鲜事。豆豆的好朋友乐乐跟大家说,她妈妈带她去口腔医院检查牙齿,医生给她涂了甜甜的"蜂蜜",像香蕉果酱一样……

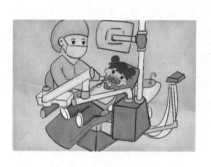

　　小朋友们都很好奇,七嘴八舌地猜测着乐乐说的到底是什么。这时,只听豆豆说道:"我爸爸是口腔医生,他肯定知道。回家我就问他,明天来告诉你们哦!"

　　豆豆从来没有像今天这样期待快点放学,因为她迫不及待地想替小朋友们问爸爸,解决大家的疑惑。放学一回到家,豆豆就立刻和爸爸分享了今天在学校里乐乐说的事情:"爸爸,爸爸,甜甜的'蜂蜜'到底是怎么一回事?"

　　爸爸一听就明白了豆豆说的是什么,笑着给豆豆解释道:"你们说的蜂蜜、果酱啊,其实是给你们的小牙齿穿的一层保护衣。有了这层保护衣,你们就不那么容易蛀牙啦。"豆豆听完疑惑不解:"你平时不是叫我少吃糖果吗,说吃甜甜的东西会蛀牙,那这甜甜的'蜂蜜'又怎么变成保护衣啦?"

　　爸爸一听就乐了,夸豆豆问得好,而且很会思考。爸爸耐心解释道:"其实这个'蜂蜜'就是口腔科常说的给牙齿涂氟。它只是看起来像香蕉果酱,味道像甜甜的蜂蜜一样,但不是真正的蜂蜜果酱,也并不含有糖分。涂氟材料中的氟离子能够与牙齿结合,变成更稳定的结构,使牙齿不容易被酸性的物质破坏,这样就可以预防蛀牙了。是不是就像牙齿的保护衣一样啊,可以防止牙齿被蛀虫侵蚀,保护牙齿健康!"豆豆听完就明白了:"原来是这样啊。"

豆豆歪头思考了一下,又问道:"那我可以像乐乐一样涂这个香蕉果酱吗? 我也想给牙齿穿上一层保护衣。"爸爸高兴地说道:"当然可以啦! 涂氟适合3岁以上的小朋友,尤其是3~6岁的小朋友。"豆豆接着问道:"那我可以经常涂氟吗?"爸爸认真解释着说:"那不可以的哦! 半年左右涂一次就可以啦,而且涂氟通常需要让专业的医生进行操作。在涂氟之前,医生一般会使用棉棒或者棉球来清洁牙面,清除一些食物残渣。有的小朋友口水比较多,医生还会使用棉纱卷进行隔湿,然后再用棉球擦干牙齿表面或者吹干牙面。保持牙齿清洁和干燥以后,就可以涂氟啦。医生一般会使用专业的小刷子沾上氟,然后均匀地涂在每一个牙齿表面。"豆豆听完爸爸详细的讲解,终于明白涂氟到底是怎么一回事了。

这时,爸爸问豆豆:"今天你们在学校里,乐乐有没有和你们说她涂完甜甜'蜂蜜'后,多久才可以吃东西喝水呢?"豆豆发出疑惑,"这个还有讲究啊?"只听爸爸说道:"涂氟之后是有些注意事项的,比如半个小时之内不能漱口,同时也不要吃任何东西,不要喝水,不然氟就不能很好地发挥它的作用啦。"

"那我涂完氟之后,就有了一层保护衣,是不是就不会蛀牙啦,可以想吃什么就吃什么!"豆豆得意地说道。爸爸心想,这小家伙原来一直在惦记着好吃的呢! 忙耐心纠正道:"涂氟只是一种比较简单的儿童牙齿保健的方法,可以帮助预防蛀牙。但是平时还是需要养成早晚都要刷牙的好习惯。"

爸爸果然是专业的,豆豆佩服地竖起了大拇指。豆豆也很开心,不仅自己学到了知识,还可以和小伙伴们分享保护牙齿的新知识。听完了爸爸的涂氟"小讲堂",豆豆便和爸爸动身前往医院。

到了儿童口腔科,医生耐心地询问豆豆在幼儿园里有没有涂过氟,豆豆才想起来,原来每学期一次的学校口腔检查除了检查蛀牙以外,还会给小朋友们涂氟。看来每次检查牙齿都要好好配合医生才行。但由于这学期学校口腔检查那天,豆豆因感冒错过了,所以这次医生仔细地帮豆豆涂了氟。之后,豆豆认真遵循爸爸和医生叮嘱的注意事项,最大限度地让甜甜的"蜂蜜"保护自己。晚上,豆豆早早就躺上了床,一边想着明天上学要把爸爸今天教给自己的知识仔细地讲给小朋友们听,一边美美地进入了梦乡。

（王　群　张　莹）

11. 妈妈说我睡觉打呼噜

"呼噜噜,呼噜噜,呼噜噜……"豆豆正睡得香甜,口水从嘴角流了下来。不知道又做了什么美梦,嘴里一直喊着妈妈。妈妈以为豆豆在喊她,过去一看,是豆豆在睡觉。心里正疑惑:别家的孩子都是可爱型,怎么自家的孩子从小就打呼噜?

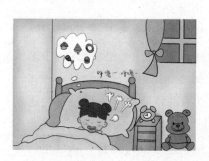

正想着,豆豆美滋滋地醒来了,眨巴着眼睛看着妈妈:"妈妈,我做梦梦到了好多好吃的,哈哈哈!"妈妈说:"豆豆,你是不是鼻子塞住了,怎么睡觉老打呼噜呢?一点也不像我。"豆豆晃晃小脑袋,挠了挠头,涨

·全生命周期口腔健康养护·

红了小脸,说:"我不知道我的鼻子有没有塞住,我也不想打呼噜的,睡着了我就不知道了。"说完豆豆就不好意思地笑了。

豆豆说,她中午在学校午休的时候还会因为打呼噜而睡不好觉,特别是当其他同学们都安安静静地睡着了,但自己一睡着就开始打呼噜,紧接着全班同学都醒了。这让豆豆都不敢在学校睡午觉了,下午上课又昏昏沉沉的,经常打瞌睡,课也听不好。豆豆把这个困扰告诉了妈妈。妈妈也很奇怪,摸了摸豆豆的头说:"豆豆,你先别担心,妈妈会在豆豆睡觉的时候观察豆豆,看和别人有什么不一样的地方,然后我们再一起想办法,好不好?"豆豆点了点头,赞同妈妈的想法。

晚上,豆豆睡得很香,一觉醒来太阳都晒到屁股上了。豆豆慢悠悠地爬起来,伸了个懒腰。妈妈推门进来,对豆豆说:"宝贝,妈妈昨天观察了你睡觉的样子,平躺睡觉时打呼噜,侧着睡时不打呼噜,睡觉的时候嘴巴一直张着,是和别的小朋友有点不一样,让我们去请教一下牙医爸爸好不好?"

"好! 豆豆和妈妈一起去找爸爸问清楚!"豆豆也很想知道自己到底为什么会打呼噜。

爸爸听完她们的话,回答道:"爸爸也发现豆豆晚上睡觉会打呼噜。刚开始一岁多的时候平躺睡觉有轻微的呼噜声,也没当回事儿,后来我发现豆豆的扁桃体有点偏大。当孩子仰着睡的时候,舌根因为重力的作用会向下坠,就会压迫到气管,从而导致舌后的气道堵塞,引发打鼾。如果孩子还同时有腺样体肥大,鼻咽部气道也被堵塞,那就更雪上加霜了。"

妈妈紧张地说:"原来是豆豆的扁桃体偏大,导致了豆豆睡觉打呼噜。"妈妈又担心地问道:"那打呼噜对身体有什么影响呢?"

爸爸耐心地解释道:"孩子打呼噜虽然声音不大,但是对生长发育有很大影响。夜间睡眠时呼吸不顺畅,不仅会影响睡眠质量,还会导致生长发育迟缓,认知能力、记忆力下降,长期张口呼吸还会造成孩子的颌面发育异常,长成'口呼吸面容'或者'腺样体面容',会影响孩子的容貌。豆豆又是女孩子,女孩子总是更爱美一些,所以睡觉打呼噜还是要及时就诊,请专业的医生进行指导。"

豆豆听到这,有点担心:"那我会变丑吗?"爸爸笑着揉了揉豆豆的小脑袋:"豆豆不用担心,爸爸和妈妈会一直关注着豆豆,及时发现问题、解决问题。豆豆不必过分担心啦!我们的豆豆还和以前一样可爱,以后会越长越漂亮的!"

豆豆听后撇了撇小嘴,也没那么担心了。她还有一个问题,仰起头着急地问道:"那我经常睡着睡着,就突然喘不上气来,直接被憋醒。有什么好的解决办法吗?"

爸爸意识到豆豆的情况不简单,回答道:"憋气代表呼吸暂停,那说明豆豆呼吸道阻塞的问题已经有点严重了。我们得赶快去医院检查一下扁桃体,及早发现,及时干预,以免将来有更严重的后果。"

妈妈紧接着问道:"除了去医院定期检查治疗,还有什么需要注意的地方吗?"妈妈的话中还夹杂着一丝焦虑。

爸爸补充道:"平时还要让孩子多锻炼身体,增强身体免疫力,提高抗病毒能力,把鼻塞引起的打鼾扼杀在摇篮里。对于年龄较小的孩子,选择侧卧位睡觉可以使打呼噜得到有效改善。刚开始侧卧睡可能会不太适应,这时我们可以用小枕头垫在孩子的后背,辅助孩子侧卧睡。别的还有很多方法能改变孩子张口呼吸的习惯,比如常做闭口练习,如吹口哨、吹小喇叭、吃棒棒糖、咀嚼口香糖并吹泡等,还有运动过程中和结束后,很多人习惯大口喘气,这时尽量说服自己闭口用鼻呼吸,慢慢改变用口呼吸的习惯。来,豆豆,牙齿咬起来,让我看看你的牙齿咬合有没有被口呼吸影响。"豆豆马上把牙齿咬起来给爸爸检查。"我觉得豆豆已经有点龅牙了,脸型也有点突,下巴有点后缩。我们去儿童口腔科检查一下吧,有可能需要做早期矫正了。"

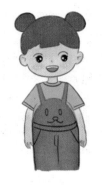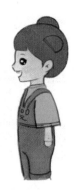

豆豆忽闪着大眼睛问道:"早期矫正是什么?"爸爸耐心解释道:"很多张口呼吸的小朋友牙齿的咬合和脸型会出现相应的变化,比如龅牙、凸脸型、长脸型、下巴后缩、牙弓狭窄等。这种情况有可能需要早一点开始做矫正,改善颌面部骨骼和牙床的问题。等12岁以后恒牙都换好,再戴上钢牙套把牙齿排列整齐就行啦。"

妈妈和豆豆听了,原先紧张的心情慢慢平复下来:"我们既要晚上睡得香,不打呼噜,也要牙齿和脸型更好看! 豆豆一定会变得越来越好看的!"

(谢园园　张　莹)

12. "哥哥"和"得得",傻傻分不清

爸爸给豆豆报了一个小主持人播音兴趣班,充实豆豆的课外活动。快下课了,爸爸和妈妈一起在少年宫外等着接豆豆。很快豆豆就被老师带着走了出来,只是耷拉着一张小脸,看起来无精打采的。

"豆豆,你怎么了? 上课不开心吗?"妈妈发现了豆豆的小情

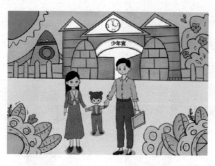

绪,轻声问道。

"爸爸妈妈,同学们笑话我!"豆豆说着,揉了揉眼睛,不让眼泪掉下来。"我念主持稿时,'哥哥'和'得得',傻傻分不清,他们都笑话我!"

老师在一旁听了,赶忙说:"其实豆豆表现得可好了,念稿时声音响亮,仪态举止大方,只是有时候有些词语发音不标准,其他同学就以为豆豆不会讲这些字。"

听到老师的话,爸爸和妈妈对视了一眼,说:"豆豆在家时,我也注意到了这个问题,可能和舌系带过短有关系,看来我要重视起这个问题,趁早解决。"

老师摸了摸豆豆的头说:"只要找到问题所在,早点解决就好啦! 豆豆很有当主持人的天赋,不要不开心,回家后多练练,一定能赶超其他小朋友的! 加油噢豆豆!"

"好的,老师。"豆豆点点头,朝老师挥了挥手,"再见,老师!"

豆豆和爸爸妈妈走在回家的路上,问道:"爸爸,什么是舌系带过短啊?"

爸爸回答道:"舌系带,俗称舌筋,即孩子张开口、翘起舌头时在舌和口底之间的一薄条状组织。正常的舌系带可以使舌头活动自如,舌尖能自然地伸出口外,或向上舔到上齿龈。但少数孩子的舌系带发育不正常,可出现舌系带过短的现象,俗称攀舌。舌系带过短时舌头不能正常自由地前伸,舌头伸出口腔的部分不及正常儿童的长,而且舌前伸时舌尖因被舌系带牵拉而出现凹陷,舌尖呈'W'形的表现。而正常情况下舌头伸出时舌尖应该呈'V'字形。像豆豆出现的'哥哥'和'得得'分不清的问题,应该就是与舌系带有关。我们在发'哥'这个音的时候,应该是舌尖与下前牙接触,舌根和舌体与上腭接触,气流通过的时候舌体突然离开上腭。而发'的'这个音的时候,舌尖与上前牙和上前牙舌侧的牙龈接触,舌头其他位置不与上腭接触,气流通过的时候舌尖突然离开上前牙。这就需要舌尖有很好的灵活度,舌系带过短就会影响舌头,特别是舌尖的活动,造成发音的问题。"

"豆豆的舌系带真的很短吗?豆豆她爸,你是口腔科医生,快帮她看看。"妈妈有些着急地问。

"我来看看。来,豆豆,把舌头向外伸出来。"豆豆张大嘴巴,努力把舌头向前伸,果然舌尖看起来是"W"形。"嗯,豆豆的舌系带看起来确实有些短,具体还需要去医院做进一步检查。豆豆妈妈,我们也不用太过紧张。舌系带过短的临床表现也跟孩子的年龄和舌系带的畸形程度有关,程度较轻或者孩子自己有代偿性或适应性改变的可能没有症状。但随着语音系统的形成,对语音的影响会逐渐突出。

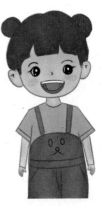

孩子如果在5岁后吐字发音仍有问题,就需要进行就医检查了。除了影响语音之外,舌系带过短非常严重时,舌肌活动受限,还可能影响孩子的牙齿排列和颌骨发育,造成牙弓狭窄、龅牙、下颌后缩等咬合问题,出现这种情况就需要尽早处理了。另外,在日常生活中,有任何不适,应及时就诊。只要我们及时发现,尽早咨询专业医生,一切都为时不晚。"

豆豆捂着嘴巴又问道:"爸爸,那我要……要做手术吗?"

爸爸认真回答道:"舌系带过短的治疗方案包括手术治疗和语音治疗,手术方式有舌系带剪断术、舌系带矫正术以及各种改良术等。如果舌系带过短影响舌前伸,妨碍语音清晰,或者已经造成错猞畸形,一般可简单地把舌系带薄薄的前部剪开,不需要局部麻醉。如果舌系带发生纤维化,短而粗硬,即舌系带短缩,则应进行手术。具体的治疗方案还要由专业医生制定。手术之后也应该定期复诊,有一定概率手术的部位会发生瘢痕挛缩,又造成舌系带过短,可能需要再酌情处理。"

豆豆听完,牵着爸爸妈妈的手说:"那我们早点去医院看看吧!我想继续上小主持人班,不想再被同学们笑话啦!"

(张 玲 张 莹)

13. > 我想改正坏习惯

"爸爸,我睡觉的时候打呼噜吗?是张着嘴巴还是闭着嘴巴的?"豆豆边说边瞪圆了自己忽闪忽闪的大眼睛。"怎么突然这么问?"爸爸放下了手中的报纸。"哎呀,就是今天我们班级来了个特别的老师,是学校从医院的儿童口腔科请来的医生,给我们讲了儿童口腔不良习惯,我好像还中招了……"豆豆说完便不由自主地低下了头。

"哦?那你给爸爸说说这位老师都讲了些什么?"爸爸洗耳恭听。"我好像喜欢咬嘴唇,不知道有没有夜间口呼吸的习惯,医生说回家让爸爸妈妈观察一下。不过医生在讲的时候我有一小段没仔细听,嘿嘿。爸爸你不是口腔医生吗,你再讲给我听听吧。"豆豆说完便又瞪圆了自己忽闪忽闪的大眼睛。

"那你这回可得认真听喽!"爸爸继续说道:"很多小孩子都有不良的口腔习惯,这些不良的口腔习惯往往导致牙齿畸形。豆豆,医生在学校讲的你还记得哪些呢?"

豆豆举手抢答道："我记得有吮指习惯！但是很多小朋友在婴幼儿时期都有这个习惯,咬拇指的最多。医生说如果持续时间不长就没有关系,但是3岁以后还有的话,就有可能让牙齿变

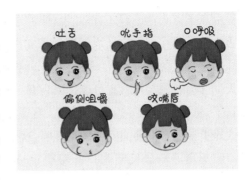

丑,造成……造成什么来着?"爸爸笑了笑,顺着豆豆的话继续讲下去:"造成开𬌗和龅牙。""爸爸,龅牙我知道,就是上面门牙突出来。那开𬌗是什么啊?""正常的牙齿咬合,应该是上牙轻轻地盖住下牙,门牙对咬可以起到切断食物的作用,开𬌗时,上门牙碰不到下门牙,就没法啃咬和切断食物了。"豆豆动了动自己的嘴巴,"爸爸,我的上下门牙可以对到一起,我没有开𬌗!"爸爸点了点头:"来,继续讲一讲你还记得什么?"豆豆歪头思考了一下,继续说道:"还有唇习惯,包括咬下唇、吮吸下唇、吮吸上唇等,最常见的是吮吸下唇习惯,我好像偶尔会有咬下唇的习惯。"爸爸轻轻皱了下眉头:"我好像也发现过你有这个动作,我们是大孩子了,既然知道这个习惯不好,自己要有意识地改正啦。不良的唇习惯会破坏牙弓内外肌

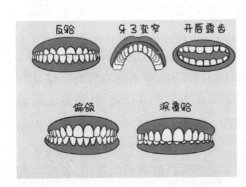

肉的平衡。咬下唇与吮吸下唇的习惯增加了下颌牙弓外部的力量,会抑制下颌向前生长;同时也增加了上颌牙弓向外的力量,长期作用下会使上颌前突,上前牙向唇侧倾斜,造成龅牙或是嘴突。"

豆豆点了点头："还有还有,吐舌、伸舌习惯,也会造成前牙开殆,因为舌头总是放在上下前牙之间阻挡了它们的生长。舔牙习惯,总是被舔的牙齿就会向前突出,舔上前牙就会龅牙,舔下前牙就会'地包天'。偏侧咀嚼习惯,有可能是因为有一边牙齿蛀牙太严重了,时间长了,总是咀嚼的一边脸会变大。我说得对不对,爸爸?""你回答得太棒了! 还有你前面问我的口呼吸,这也是小朋友们一个很常见的口腔不良习惯。长期张口呼吸会造成上牙前突、长脸型、开唇露齿、上牙弓缩窄、下颌后缩、突脸型这些问题。最常见的原因是鼻呼吸道有阻塞,小朋友们鼻子不通气,就只能张开嘴巴呼吸了。不过也有小朋友鼻子是通的,只是习惯性张口呼吸。"

豆豆叹了口气,"爸爸,这么多口腔不良习惯都会让牙齿变丑啊。那有这些习惯了该怎么办啊?"爸爸摸了摸豆豆的小脑袋,继续耐心解释道："像咬手指、咬嘴唇、舔牙齿这样的习惯,对于像你一样已经比较懂事的大孩子来说,可以靠自己的自主意识和家长帮忙监督去改正。但是有些比较难改的习惯,或者年纪太小没办法靠自觉的小朋友,可能就需要戴个矫正的牙套以及进行必要的肌肉训练才能逐渐改正了。比如,纠正咬唇习惯可以戴一个唇挡矫治器,把嘴唇撑起来,牙齿就没那么容易咬到了;吐舌、伸舌和舔牙习惯要戴一个舌栅矫治器,把舌头拦在里面;口呼吸习惯的话可以戴一个前庭盾矫治器,把口腔封闭起来,不过这一定要鼻子通气才可以戴。"

豆豆挠了挠头:"爸爸,虽然我想象不出这些东西是什么样子,但是希望我都不要用到就好了。对了,你刚才说的肌肉训练是什么呀?"爸爸继续说道:"我们的牙齿周围都是肌肉,外面有嘴唇和脸颊的肌肉,里面有舌头的肌肉,肌肉状态都正常,牙齿的排列和咬合就能更好。但是有不良习惯的话,口腔周围的肌肉也会变得比较弱。所以一边改正习惯一边锻炼口腔周围的肌肉,就能达到事半功倍的效果。比如,张口呼吸的小朋友嘴唇肌肉就会很松弛,可以把嘴唇抿紧,然后发'啵'这个音,来锻炼嘴唇肌肉的爆发力。有吐舌习惯的小朋友舌头的位置是错误的,舌肌的力量也不足,可以做弹舌动作来训练。"豆豆一边听一边练习起来。"爸爸,这个好玩儿,以后我也要经常做口腔肌肉训练!"

爸爸和妈妈都欣慰地笑了。"没想到小小的习惯居然有这么大的危害,还好爸爸懂得多。豆豆啊,以后你要自己记着不要咬嘴唇,爸爸妈妈也会监督你的。"妈妈说道,"我得告诉群里其他的宝妈们,一起关注这个问题,帮孩子们改掉不良习惯,认真做肌肉训练。"爸爸补充道:"如果出现了口腔不良习惯,首先要判断它们产生的原因,对症治疗,采取合适的护理和心理疏导,让孩子们尽早改正不良习惯。如不能克服不良习惯,需要到医院寻求医生的帮助,应用矫正器帮助患儿克服不良习惯。对于因长期的口腔不良习惯而已经形成的咬合问题,还是要听医生的建议,戴上相应的矫治器以开始早期的正畸治疗。"

(张　敏　丁伟丽)

14. > 门牙摔掉了,别惊慌

在一个风和日丽、阳光明媚的日子里,爸爸带着豆豆在小区体育馆里运动。偌大的体育场馆、弧形的穹顶,各个场地都非常热闹。这里还有许多小朋友和家长,运动种类也是五花八门,有的在打羽毛球,有的在跑步,还有打乒乓球的,一个接着一个,打个不停,还非得一较高下,争个输赢。孩子们都开心地玩疯了。

突然,豆豆大声喊道:"爸爸快来! 小胖受伤了!"

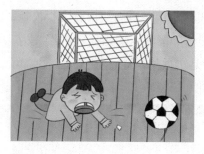

爸爸听到后,赶紧跑过来。原来是小胖踢足球的时候,不小心摔了一跤,门牙摔掉了!小胖害怕极了,嘴唇又疼又肿,还被牙齿磕出了一个小口子。小胖捂着嘴巴,小声地抽泣起来:"呜呜呜,我的嘴巴好疼啊,我的牙齿是不是也摔掉了? 呜呜呜,怎么办?"

"小胖你先别哭,别害怕! 我爸爸是口腔科医生,他一定有办法的!"豆豆坐在他旁边安慰道。

小胖的妈妈也在一旁着急得快哭了,懊悔自己没有时时刻刻关注孩子,才发生了这样的事情。"现在该怎么办呀? 我们小胖牙齿摔没了该怎么办呀?"

豆豆爸爸说:"先别慌,让我来看看。小胖的嘴唇摔肿了,但还算好,只是浅浅的一个小伤口,后期消毒处理后,一定很快就会愈合的。现在最重要的是,我们要先找到牙齿,找到后手拿着牙齿的冠部,不要触碰牙根部分。大家先分头赶紧去找牙齿吧。"话音刚落,大家兵分几路,埋头仔细地一起帮助小胖寻找他摔掉的门牙。

"找到了!"爸爸拿着牙齿的冠部,高高举起来,大家都短暂地松了一口气。接着,爸爸用清水简单冲洗后,轻轻地将小胖的门牙塞回了原来的位置。"小胖,你和你妈妈一定要先稳定好情绪,现在立即去医院,在1小时内见到医生,得到专业的诊治,效果是最好的。"

小胖和他妈妈点点头,道过谢后尽快赶去了医院。

周围其他小朋友和家长也放松下来,说:"幸好今天豆豆爸爸在,不然大家又慌又乱,不知道要做些什么,真是太感谢你了!"

"小事一桩。大家只要记得,无论遇到什么样的牙外伤,都不用太过担心，只要及时就诊，医生一定有办法的。发生牙外伤时，如果发现牙齿摔断了，一定要尽量找到牙齿，用清水冲洗后，拿着牙冠部分，轻轻塞回牙齿原来的位置。万一塞不回去，就把牙齿

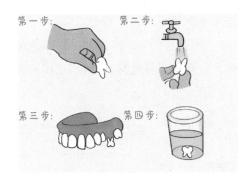

放在生理盐水、牛奶或唾液里面，可千万不要放在自来水中。牙齿也很害怕干燥的环境，所以放在纸巾、口袋或者塑料袋等会让牙齿干燥脱水的物品中，都是不行的！只要条件合适，经过一定的处理，医生都有办法把断掉的牙齿再粘回去。即使无法粘回，医生也可以用其他的办法修复好折断的牙齿，所以不用担心牙齿缺损会影响颜值！今天小胖的牙齿摔掉了，即使受伤很严重，也千万不要着急！按我上述的做法处理，找到牙齿后尽快赶去医院，一定会有办法的！"

听完，又有家长问道："豆豆爸爸，还有什么需要注意的吗？"

爸爸说："平时小朋友们之间不要打闹推搡，因为一不注意就可能会磕伤牙齿。爸爸妈妈可以给小朋友定制一副运动牙托，在上体育课或运动时佩戴，做好防护措施，免遭意外。在马路上行走时一定要遵守交通法规，也要注意观察周围环境，不要左顾右盼，免得因为摔跤伤到了牙齿。如果我们的牙齿前突不整齐，记得要去医院咨询是否需要矫正。因为在意外发生时，过度前突的牙齿会首先受到撞击，增加了牙齿受伤的风险。保护好我们的牙齿很重要。如果遇到牙齿断了或移位了，但没有特别不舒服，也要去医院，外伤以后一定要请医生进行评估。"

"好的，今天我们家长和小朋友们都学到了生活中的一课，真

是太感谢豆豆爸爸了!"

"不客气的,希望小朋友们都能健健康康地长大!"爸爸笑着说。豆豆也崇拜地看着爸爸,觉得爸爸特别了不起。

(沈宵安　叶　茵)

15. ＞ 我的"金刚罩"

"假期快乐处处有,幸福路上轻松走。烦恼见你绕道走,疲惫见你掉头走,幸福朝你跨步走,快乐向你大步走。"真是一点也没说错。国庆节的一天,豆豆邀请同班同学妞妞来家里做客,妈妈摆满了一桌子的零食,两个小朋友一边吃零食、一边玩游戏,开心得不得了。

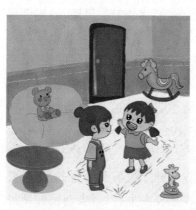

妞妞正在给豆豆炫耀她嘴巴里的"金刚罩":"豆豆,给你看我的秘密武器'金刚罩'! 它可厉害了,不仅长得炫酷,还可以保护我脆弱的牙齿! 吃遍天下美食都不怕!"这让豆豆好生羡慕,忙拉着妈妈问:"妈妈,妈妈,我也要妞妞嘴巴里的'金刚罩',妞妞说这个'金刚罩'可厉害了,可以保护她脆弱的牙齿,咬硬东西都不怕。"

一旁聊得正欢的家长们不约而同地笑了,豆豆的爸爸率先笑着说道:"妞妞嘴巴里的叫作乳牙预成冠,我知道你们要问什么是预成冠,我来解释给你们听。"说到这里,两个小朋友放下了手里的玩具,跑到豆豆爸爸跟前,仔细地聆听。"当你们的乳牙蛀得很厉害、蛀洞太大,或者做了抽牙神经的治疗,医生就会给这颗牙齿带上'金刚罩',它既可以保护牙齿,又可以强化牙齿,还能够帮助这个位置的乳牙正常地脱落、恒牙正常地长出来,这个'金刚罩'就叫作乳牙预成冠。"

"我就说吧,我的'金刚罩'可厉害了。"妞妞自豪地说。"妞妞说得没错。在治疗大面积乳牙龋齿或乳牙缺损时,补牙后填充物很容易脱落,如果乳牙经过根管治疗,会变得更加脆弱、更容易折断;对于乳磨

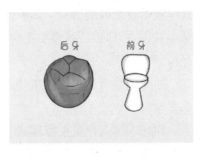

牙来说,龋齿会破坏乳磨牙的咀嚼功能和正常的咬合关系,给孩子的饮食带来不便,影响恒牙的顺利萌出,因此需要制备预成冠来恢复乳牙的功能。用于乳牙龋齿修复的预成冠有很多优点:不仅可以延长宝宝乳牙的寿命,还可以减少因填充物脱落而导致就诊的次数,增加牙齿的强度,恢复宝宝的正常咬合关系,而且治疗过程简单安全,通常可以一次性完成,对于活泼好动又怕看医生的小宝宝来说是很适合的。"身为口腔科医生的爸爸娓娓道来。

"哇,这也太酷了吧!"豆豆惊讶地感叹道。"别着急,听我继续说下去,预成冠主要分为金属预成冠和透明预成冠,妞妞嘴巴里的是金属预成冠,主要适用于后牙,是套在乳牙上可以保护牙齿并与牙齿非常贴合的不锈钢金属牙冠。还有一种是透明预成冠,主要适用于前牙,是一种外壳透明、形状与牙齿相似的预成冠,内部是空心的,以便容纳补牙的树脂材料。"爸爸又补充道。

接着,豆豆爸爸又转头对妞妞妈妈说:"妞妞妈妈,孩子们好奇心重,所以家长要注意看紧宝宝,别让他们用手去抠预成冠。另

外,戴上预成冠后,多少会给牙齿清洁带来一些麻烦,这时家长需要更耐心地帮助宝宝清洁口腔,早晚刷牙,刷好每一颗牙齿,不能因为牙齿有了'金刚罩'就掉以轻心,甚至不刷这颗牙了,刷牙是最有效的保护方法。最后需要强调的是:我们不能认为乳牙会换牙,所以蛀牙了也无所谓。相反,乳牙对于后续恒牙的萌出非常重要,过早或者过晚的脱落都会影响恒牙的萌出。最直观的现象就是恒牙生长不齐,那以后就需要花费更多的时间、精力和金钱再去矫正牙齿。"

妞妞妈妈听后恍然大悟,原来给牙齿做好'金刚罩'后还有这么多学问。

妞妞一家人在豆豆家度过了愉快的一天,还学到了许多口腔小知识呢。不知不觉中,到了妞妞要回家的时候,但大家都还意犹未尽,妞妞恋恋不舍地表示下次还要来豆豆家做客。两个小朋友还没分开,就已经开始期待下一次相聚了,并期盼着一起玩耍的日子能早一点、再早一点到来。

(丁伟丽　唐晓君)

16. > 我有一个占位小帮手

叮铃铃,叮铃铃,豆豆正睡得香甜,书桌上的小闹钟响了,到了早上七点钟。豆豆按掉闹铃,戴上眼镜,伸展双手,打了个大哈欠,慵懒地换了衣服,不紧不慢地去洗手间洗漱。当豆豆张开嘴的时候被自己吓到了,突然大叫:"啊,天呐! 这是什么? 怎么会这样?"

爸爸被突如其来的叫喊声吸引到了洗手间:"宝贝,你怎么了?""爸爸,这是什么呀,我的牙齿怎么变成这样了,看着奇奇怪怪,还有点吓人。""宝贝,你忘记了吗? 你的小乳牙因为被蛀牙菌凿出来一个很大的洞洞,几乎只剩一点点了,所以还剩一点点的小乳牙就被拔掉了,爸爸带你去口腔医院做了一个亮晶晶的小宝石帮助你把这个空位占起来了,你可以叫它占位小帮手!"

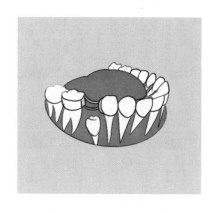

豆豆又张开了嘴巴,看了看爸爸说的小帮手,很疑惑地问道:"爸爸,我这颗牙齿拔了,不是还会长出新牙来吗? 为什么还需要这个占位小帮手呢? 等新牙齿长出来不行吗?"

爸爸笑了笑:"因为宝贝的这颗牙齿离换牙还很早呀,如果没有这个小帮手的帮助,旁边的牙齿就会歪过去,挤掉这个间隙,将来这个位置的恒牙就很难长出来,或者会长歪掉,就像小树在一个狭小的石头缝里长出来一样的道理。豆豆想要将来牙齿长歪吗?""不,不要,爸爸,我今天不想去学校了,我感觉不舒服。"豆豆还联想到了当同学们看到她的牙齿时嘲笑她的表情,觉得很不开心。爸爸和豆豆说:"同学们不会因为这个嘲笑你的,先吃早饭吧。"微风吹过,发出"沙沙"的响声,豆豆沮丧地走在上学的路上,恰巧遇到了好朋友聪聪,聪聪问豆豆:"你为什么没精神呀? 是生病了吗?"

豆豆没有回答,走着走着突然停下了脚步,跟聪聪说道:"聪聪,我的牙齿多了一个很奇怪的东西,你看看我这样是不是很丑啊。"聪聪说:"是有一点点奇怪,但我不觉得丑,好像我们班的小明也有这个,我们一起去学校吧。"他们一路走着说着,不知不觉很快就来到学校,开始了一天的学习课程。

课堂上,老师在讲课时发现豆豆有点心不在焉,关心地询问道:"豆豆,你是不是觉得哪里不舒服? 不舒服的话要告诉老师哦。"

豆豆说:"老师,我今天心情很不好,因为我的牙齿多了个奇怪的、丑丑的东西,我担心同学们会嘲笑我。"老师安慰豆豆:"不会的,豆豆。这个是一个很正常的临时占位小帮手。""不会的,我们不会嘲笑你的,豆豆,真的一点都不丑,反而像个亮晶晶的小宝石一样,老师说了这是个小帮手,是对牙齿有帮助的哦。"课堂上同学们三言两语地说了起来,都向豆豆投来了关心的眼光,纷纷抢着安慰豆豆。

"同学们说得很对,豆豆爸爸之前来学校给大家讲过占位小帮手的口腔知识,看来大家都还记得。小朋友蛀牙的时候会疼得哭闹不止,特别是夜深人静的时候,这样我们根本就没办法好好睡觉了对吗? 那这些痛得很厉害的牙齿能直接拔掉吗? 反正还可以换新牙。"

"不可以!"

"可以!"

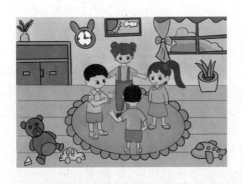

看着大家讨论得很激烈,老师又开始继续给同学们解答疑惑了。"其实这种想法是错误的,牙疼时,通常可以通过医生专业的治疗来保留我们的蛀牙。因为随便拔除乳牙会影响我们的咀嚼功能和新牙的替换,有时候可能还会影响面部的发育,只有当医生评估这个乳牙没有保留价值时,才会拔除它。然后,医生还会评估这颗牙齿拔除后需不需要做间隙保持器,也就是前面说到的占位小帮手,来维持正常的牙间隙,这样我们的新牙就有足够的位置去生长了。所以豆豆,这个是很多小朋友都可能会经历的,你可以把它当作我们牙齿的小帮手对吗? 所以你现在还会觉得它丑丑的吗?"

"不会了,嘿嘿嘿,我会好好保护它的,谢谢大家!"

"所以,同学们,我们还是要好好刷牙,做好牙齿的清洁工作哦,这样我们的牙齿才能正常地更替。好了,我们开始上课吧。"

"好的,老师!"

教室里突然变得十分安静了,大家都注视着老师,十分专注地听老师讲着书本知识,遨游在知识的海洋里。

(李 艳 魏 星)

17. > 妹妹的牙齿变黑了

"豆豆,你的牙齿怎么这么黑呀!"

"豆豆,你是小黑牙,我们都是小白牙。"

"豆豆,你牙齿的颜色和我们不一样。"小朋友们七嘴八舌地围在豆豆身边,要看豆豆的小牙齿。豆豆假装不在意地冷哼道:"看什么看? 哼! 我才不给你们看我的牙齿呢!"但豆豆每节课一下课就悄悄把头埋进了书本里,一声不吭,也不再和小伙伴们分享上课学到的知识或是学校里发生的有趣的事情。

一直到放学,豆豆都是一副无精打采的样子。哪怕是爸爸来接她回家了,豆豆一路上也还是闷闷不乐的。爸爸注意到了豆豆的小情绪,想逗豆豆开心:"我们家的话唠小公主今天这是怎么了,有什么事情需要告诉爸爸吗? 让爸爸来给你出出主意好不好?"豆

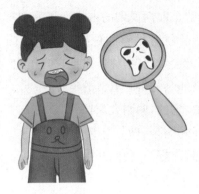

豆闭紧嘴巴,过了一会,一只手悄悄遮住牙齿,一只手拉着爸爸的衣角轻轻地说:"爸爸,今天有同学嘲笑我,说我牙齿黑黑的,叫我小黑牙。爸爸,这是为什么呀,为什么我的牙齿和大家的颜色不一样呢? 她们的牙齿都白白的,我的却黑黑的,好难看啊。"豆豆还是垂头丧气、郁郁寡欢。

爸爸听闻,拉着豆豆的小手道:"我的小公主长大了,知道要好看了。那你想不想解决牙齿黑黑的问题? 爸爸有办法。"豆豆高兴地一下子跳了起来,欢呼道:"哇,真的吗? 爸爸你可以把我的牙齿变成白白的吗? 和其他小朋友一样?"

爸爸回答道:"是的,豆豆,你的牙齿可以恢复原状,像其他小朋友的牙齿一样白闪闪的。其实呢,你的牙齿有部分黑黑的,是色素沉淀,它可不是蛀牙哦,千万不要混淆了。你们小朋友的牙齿表面并不是光滑的,食物的残渣、色素在不光滑的牙齿表面很容易沉积,平时刷牙也不能清洗干净这些残渣色素,时间长了,牙齿上就会产生黑色或黄色的斑点,残留黑色素。"豆豆若有所思:"那我以后更要好好刷牙,像爸爸教我的那样,用巴氏刷牙法或圆弧刷牙法清洁牙齿,正确刷牙,早晚刷牙,把我的牙齿刷得白白的。再也不要让其他人瞧不起我的小牙齿啦!"爸爸点了点头,继续说道:"认真刷牙确实很重要。"

"爸爸,你之前说过,蛀牙也是黑黑的,我的牙齿也是黑黑的,是不是我有蛀牙了啊?"爸爸摇了摇头说道:"刚刚我说过了,不要混淆蛀牙和黑色素沉积。这两者看起来差不多,那么该如何区分呢? 我们要看牙垢、细菌有没有破坏牙齿,侵蚀到牙齿内部。蛀牙时细菌已经侵蚀到牙齿内部，牙齿外面的保护层遭受破坏。色素沉积只是有颜色的污垢残留在牙齿表面难以清除，保护层还没有被破坏。虽然色素沉积不是蛀牙，但二者是递进的关系。色素牙垢里也存

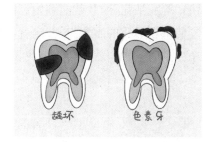

在细菌，如果放任不管，可是非常容易导致蛀牙发生的哦。"

　　"爸爸，为什么会有色素沉积呢?"豆豆抬头懵懵懂懂地问道。

　　"引起色素沉积的原因有很多。首先是经常吃一些含有色素的食物和饮料，如可乐等，但又不认真刷牙或者刷牙方法不对，食物中的色素就会黏在牙齿表面，时间长了就越来越难清洁掉。还有中药、补铁剂这些含有色素的药物，会导致小朋友口腔环境变化，使黑色素更容易沉积。虽然色素沉着不是蛀牙，色素本身也不会直接导致蛀牙，但我们还是不能放松警惕。"爸爸警告道。

　　"原来是这样，我希望我的牙齿可以马上变得白白的，我想快点去除它。爸爸，有什么办法防止黑黑的色素再出现在我的牙齿上呢?"豆豆迫切地问道。"没问题，一般色素沉着于牙面，不会引起疾病，如果小朋友的牙齿色素沉着比较厉害，影响美观，也可以通过超声洁牙去除色素等。你已经7岁了，可以进行洁牙啦，我们周末就去口腔医院把牙齿变白吧。我们以后还要多吃一些比较清淡的食物，每次吃完饭之后最好要刷牙、漱口，注意口腔卫生。以后我们每三个月到半年去口腔科检查一次牙齿吧!"爸爸眨了眨眼睛，表示去除色素沉积是小事一桩，让豆豆放轻松，别太在意。

　　"好的呀! 真是太棒啦! 我马上又可以拥有一副洁白的牙齿啦!"豆豆高兴地拍手笑道，全然忘了之前被小朋友们嘲笑的不愉

快，"等我洁完牙，我就能和她们的牙齿一样白了，我要给所有小朋友们都看看我的小牙齿，一定就像刚长出来的时候一样，又白又干净！到时候她们就不会嘲笑我了，只会羡慕我。嘻嘻！"

（叶　茵　曾晓颖）

18. ＞ 我学到的口腔科普小知识

豆豆早早洗漱好，乖乖躺在床上等待着爸爸妈妈，准备听每晚的睡前小故事。

这时，妈妈看着豆豆笑着说："爸爸给你准备了一个惊喜哦！"豆豆一脸期待地望向爸爸，只听爸爸不紧不慢地向豆豆发出邀请："豆豆小朋友，现在爸爸非常正式地邀请你，明天和妈妈一起去爸爸单位，参加爸爸主持的小朋友口腔知识科普活动。到时候会有很多其他小朋友和他们的爸爸妈妈一起参加，你还能见到很多医生和护士阿姨，你可以和她们一起玩耍、一起学习。豆豆你明天要去吗？"爸爸的话音刚落下，豆豆就迫不及待地大声说着："我要去！我要去！"因为豆豆最喜欢去爸爸的单位啦！豆豆还兴奋地手舞足蹈，频频点头。

看到豆豆这么兴奋，爸爸妈妈也很开心。这时，豆豆一脸疑惑地问爸爸："什么是口腔知识科普活动呀？"爸爸怕说得太专业了，豆豆不理解，耐心地给豆豆解释道："就是爸爸在家经常给你讲的口腔小知识呀！比如刚开始教你的如何正确刷牙、你的两排牙齿，还有牙齿上为什么会有个洞……"说到这，豆豆一下子就明白了，原来爸爸之前教过自己这么多口腔小知识呢！

豆豆一边回忆着爸爸教过的口腔小知识，一边进入了香甜的梦乡……

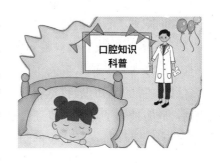

在梦里,豆豆跟着妈妈早早地来到了爸爸的单位,进入了口腔知识科普活动现场。豆豆看到爸爸身穿白大褂,声情并茂地给大家讲着他所擅长的知识,觉得爸爸比平时更帅了!科普现场气氛活跃,很多小朋友都积极参与互动,医生爸爸给大家宣讲了很多很多的口腔科普小知识。最后爸爸总结了几点:①养成良好的刷牙习惯,每天早晚刷牙,每次刷牙时间不少于2分钟。②掌握正确的刷牙方法,推荐年纪较小的小朋友学习圆弧刷牙法,6岁以上的小朋友可以学习使用巴氏刷牙法刷牙。刷完牙齿后,记得让爸爸妈妈再仔细检查一下哦,不要放过牙齿的每一个角落。③学习使用牙线清洁牙齿缝隙,可选择牙线架或卷轴型牙线。④健康饮食,限糖减酸。小朋友应少吃含糖食品、少喝碳酸饮料。⑤适龄儿童做窝沟封闭,窝沟封闭是预防窝沟龋最有效的方法,不造成创伤,不引起疼痛。⑥每天使用含氟牙膏,定期涂氟。小朋友使用含氟牙膏刷牙是安全、有效的防龋措施。⑦积极诊治错𬌗畸形,错𬌗畸形会增加龋病、牙龈炎等口腔疾病的患病风险,影响咀嚼、发音和美观,也会影响小朋友的心理健康。⑧运动时做好牙齿防护,防止牙外伤。小朋友参加户外活动时应多加注意,预防摔倒造成牙外伤。⑨定期口腔检查,每年洁治牙齿一次。小朋友应每半年左右进行一次口腔检查,以便及时发现口腔问题,早期治疗。洁治牙齿可以清除牙齿表面的软垢、牙菌斑和牙石,让牙龈恢复健康。

豆豆在梦中又听爸爸讲了这么多口腔科普知识后,睡得更香了。

第二天早上，豆豆睡眼蒙眬地从被窝里爬起来，想起昨晚做的梦，立刻跑到了爸爸妈妈的房间："爸爸妈妈，我昨晚做了一个梦！我梦到爸爸在给我们做口腔知识科普活动，我才发现，原来在生活中，我已经遇到了这么多关于牙齿的小事情，爸爸还教会了我这么多保护口腔的小知识，我觉得每天都过得特别有意义！"爸爸妈妈听后，欣慰地点了点头："豆豆真是太棒了，原来爸爸讲过的话你都牢牢记在心里啊，真是让我们刮目相看！豆豆你长大了，可真了不起。"豆豆自豪地拍了拍胸口道："我要成为像爸爸一样了不起的人！快，我们快点弄好，去爸爸单位参加真正的口腔知识科普活动吧。"爸爸妈妈和豆豆一阵忙活后，前往医院参加豆豆心心念念的活动。

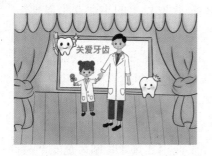

在活动中，大家听爸爸和其他口腔科医生讲了许多口腔小知识，豆豆发现除了之前在家爸爸教过自己的，又学习到了特别多实用的口腔科普小知识，收获满满！

活动刚结束，豆豆就高兴地跑过去对爸爸说道："爸爸，你太厉害了！就像一本百科全书，你就是我的榜样，以后我也要向爸爸学习，做一个比爸爸还厉害的人！"

（王　群　张　莹）

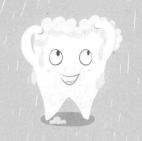

第三章
青少年期

1. > 姐姐的智齿长歪了

　　姐姐小雅最近为了期末考试能考出好成绩,经常复习到很晚才睡觉。今天早上醒来,小雅告诉爸爸:"爸爸,我的牙齿有点痛,但是我照镜子看不到是哪颗牙齿痛。"医生爸爸说:"你最近复习功课,睡得太晚了,应该是身体抵抗力下降,所以牙齿发炎了,就会感到疼痛。一会吃好早饭,爸爸带你去医院检查一下,给牙齿拍个片子看看。"虽然妈妈做了很丰盛的早餐,有小雅最喜欢的三明治、煎蛋,但因为牙齿痛,小雅只喝了一杯牛奶。

　　吃好早饭,爸爸带小雅来到了爸爸工作的口腔医院,爸爸为小雅检查了一下牙齿后,就带小雅去影像科拍片。拿到牙齿片子后,小雅吃惊地说道:"爸爸,爸爸,我的牙齿怎么长成这个样子啊?"爸爸看了看片子说:"小雅,你看,你长了四颗智齿,怪不得你牙齿痛,你下面的智齿长歪了,已经妨碍前面的牙齿了。"小雅大笑说:"爸爸,那是不是说明我很聪明啊,所以长了智慧的牙齿,哈哈哈。"爸爸说:"小雅是很聪明的,但长智齿不是代表聪明。"然后爸爸为小

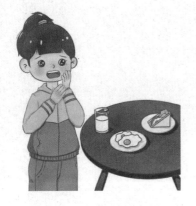

雅科普了智齿的相关知识。

很多人会误解为长智齿代表着智慧、聪明，但其实并非如此。智齿是人类口腔中的第三颗磨牙，由于牙齿的发育成熟和萌出与个体发育密切相关，存在个体差异，所以智齿的萌出时间因人而异。一般来说，它的萌出时间在 16～25 岁，而此时恰是人生理、心理发育都接近成熟的时候，因此俗称为"智慧齿"。

智齿需不需要拔除呢？如果智齿容易发炎、疼痛或位置危害邻牙，建议尽早拔除。智齿很多时候因各种原因不能完全长出来，在牙龈瓣与牙冠之间形成较深的盲袋，食物残渣及细菌极易进入袋内，当全身抵抗力下降时，就会引起发炎、疼痛，所以待炎症控制后建议及时拔除智齿。此外，如果智齿位置危害邻牙，智齿与邻牙之间容易蓄积食物残渣、滋生细菌，久而久之邻牙被腐蚀，造成邻牙龋坏，也应尽早拔除。

拔除智齿有什么注意事项呢？拔除智齿应避免身体不适、月经期、怀孕期等，且应做好心理准备，避免过度紧张。拔除智齿后应咬紧纱布 30 分钟，24 小时内避免刷牙、漱口，避免出血；拔牙 2 小时后可喝水、进温凉软食；拔牙后 24 小时内，可术侧冰敷，减轻肿胀、疼痛；拔牙后要注意休息、避免

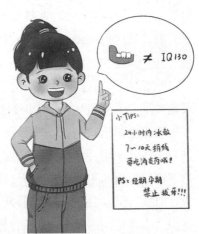

吸烟饮酒、避免剧烈运动,遵医嘱服用消炎药,7～10天拆线。

小雅听了爸爸的科普后,点了点头,说:原来智齿也有这么多知识,爸爸,那我到学校要给我的好朋友们也科普一下智齿的知识。爸爸摸了摸小雅的头说:好的,小雅真棒。

(高小月　袁卫军)

2. 姐姐多了一颗牙——多生牙

阳光明媚的周末,爸爸妈妈准备带小雅、弟弟、妹妹去公园郊游,小雅早早地起床,准备洗漱好,穿上喜欢的衣服、带着好吃的零食开启美好的一天。小雅开心地哼着歌、刷着牙,洗漱好,又开心地对着镜子微笑。突然,小雅发现自己两颗门牙之间好像有一个尖尖的东西,小雅又仔细地看了看,发现确实是尖尖的、锥形的东西,貌似是牙齿,但又不确定。小雅急忙跑向爸爸,说:"爸爸,爸爸,你看我的门牙这里是什么? 我刚才刷牙的时候发现的"。小雅张着嘴巴让爸爸看。爸爸看了看,说:"小雅,你应该是多长了一颗牙,之前没有长出来,所以没有被发现,现在长出来了一点。"小雅说:"爸爸,我怎么会多长了一颗牙,还在门牙这里,太丑了。"爸爸笑了笑说:"小雅,没关系,这是很正常的,我们现在去医院拔掉就好了,不要担心。"

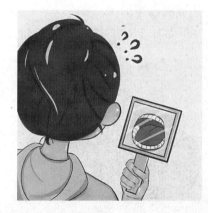

在去医院的路上,爸爸看

出了小雅的不开心，为小雅科普了多生牙的知识。多生牙（supernumerary teeth，ST）又称额外牙，是最常见的牙齿发育异常类疾病之一，是在牙胚形成过程中由牙形态发生异常和模式构成异常引起的，是超出正常牙列数目（20 颗乳牙或 28～32 颗恒牙）的牙齿或类牙结构。单颗多生牙发生率较高，3 颗及以上多生牙较为罕见。多生牙多发生在上颌前牙区，两颗门牙之间长 1～2 颗圆锥形牙齿是多生牙中最常见到的一种表现；其次为磨牙区，可萌出或埋伏于颌骨内，有趣而又无法解释的是约 90% 的多生牙发生在上颌。

多生牙导致的儿童牙齿萌出异常、咬合紊乱等现象越来越多，全景片作为多生牙最有效的初筛工具，可以直观显示牙列中所有牙、牙弓和颌骨的信息，计算机锥形束断层扫描（cone beam computed tomography，CBCT）图像可以提供牙齿的三维特征，了解多生牙的形状、位置、部位、生长方向、状态、对邻牙的影响等。多生牙的危害最常见的是邻牙移位，占据正常牙齿位置，导致正常牙齿异位萌出甚至无法萌出，从而引起牙齿排列紊乱；其次是邻牙萌出异常（阻萌/迟萌）、正中间隙、邻牙扭转和乳牙滞留。多生牙形态异常，即使正常萌出也会导致颜面部不美观，或邻牙食物嵌塞造成龋齿等。

临床上对于多生牙，一般建议尽早拔除，但由于个体情况可能不同，所采取的治疗方案也有差异，拔除与否取决于多生牙的类型和位置，以及它对邻牙和邻近组织的影响。引起相关临床症状，包括各类错𬌗畸形、邻牙或邻近组织出现相关病理改变的多生牙，建议尽早拔除。

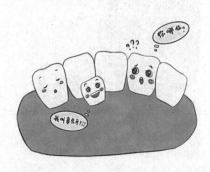

尚未引起临床症状且形态类似正常牙的多生牙,若可通过正畸治疗手段以替代缺失或缺损的恒牙并行使相关功能,或是作为基牙帮助修复缺失或缺损的邻牙时,可以考虑保留。姐姐听了爸爸的讲解之后,脸上露出了笑容,还说要给同学们普及多生牙的知识。

（高小月　袁卫军）

3. 一颗不愿离家的牙齿——乳牙滞留

小雅的学校里要开展一个口腔卫生保健讲座,于是邀请了在口腔科工作的小雅爸爸。小雅爸爸讲座的主题是:一颗不愿离家的牙齿。小雅的同学们很好奇,所以纷纷问道:什么是不愿离家的牙齿?小雅爸爸说:"就是乳牙滞留。"同学们又问道:"什么是乳牙滞留?"小雅爸爸就开始为同学们科普乳牙滞留的知识。

乳牙和恒牙替换是牙齿生长发育的一个非常重要的过渡阶段,此阶段乳牙逐渐脱落,恒牙渐渐萌出。乳牙滞留（retained deciduous teeth）是指继替恒牙已经萌出,但乳牙未能按时脱落或者部分脱落,或乳牙持续保留在牙列中而没有恒牙萌出的情况。乳牙滞留会对牙颌面的生长发育造成影响,影响正常恒牙萌出,导致反𬌗、牙列不齐等错𬌗畸形的发生;另外,滞留的乳牙残根可损伤黏膜,甚至妨碍舌体运动,影响口腔正常功能;此

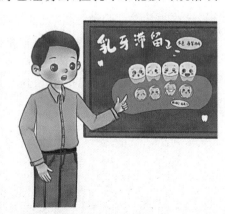

外,乳牙滞留还可影响咀嚼功能(牙体完好、不松动牙除外),进而对消化功能和青少年正常的生长发育产生影响;乳牙滞留亦有碍美观,造成牙齿外形不美观,牙列不齐,影响个人的咬合关系,且牙齿迟萌或萌出不全,可能会增加患龋病、牙龈炎、牙周炎以及牙齿磨耗的风险,影响言语,造成咀嚼困难、颞下颌关节疾病和非典型面部疼痛。在滞留的乳牙中下颌乳中切牙最常见,其次为第一乳磨牙。

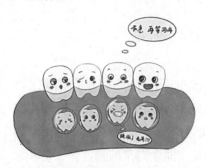

目前有关乳牙滞留的原因尚不明确,综合总结为局部因素和全身因素两大部分。局部因素:继承恒牙的萌出方向异常,使乳牙的牙根不吸收或不完全吸收;继承恒牙异常,如先天性缺失、埋伏阻生等;这些均可以导致乳牙滞留。全身因素:佝偻病、侏儒症,以及外胚叶发育异常疾病患者常常伴有牙齿的发育异常;某些遗传性疾病也会影响乳、恒牙的更替,造成乳牙滞留。另外,随着生活水平的提高,饮食结构过于精细化,也会使儿童和青少年"用牙不够",咀嚼功能减弱,导致颌骨发育刺激不足,乳牙牙根无法正常吸收或吸收减缓,致乳牙难以及时脱落,恒牙难以正常萌出。滞留的乳牙最常见的病理问题是龋齿,其次是牙周问题,所以应及时关注孩子的口腔状况,乳牙有龋要及时治疗。当恒牙已经萌出,而乳牙仍未脱落时,则要及时拔除滞留乳牙。

(高小月　袁卫军)

4. 爸爸，我吐血了！

姐姐每次刷牙都急急忙忙的，没有耐心，还因为嫌麻烦，从来不喜欢用牙线。有一天，姐姐在刷完牙后漱口的时候，突然吐出来红色的漱口水，姐姐吓得哭喊出来："爸爸，我吐血了！"

爸爸听到哭喊声立马冲了过去，仔细检查了一下姐姐的牙齿："你的牙龈很肿，还发红，应该是牙龈出血，可能是青春期龈炎。"

姐姐连忙问道："爸爸，我为什么会这样？我是不是吃东西中毒了？"

身为口腔科医生的爸爸解释道："青春期龈炎的一般病因有两类。①局部因素：乳恒牙更替、牙齿排列不齐、口呼吸及戴矫治器等，造成牙齿不易清洁干净，加上没有良好的口腔卫生习惯，不仔细刷牙、不用牙线等，都容易造成菌斑的滞留，引起龈炎；②全身因素：青春期龈炎是受青春期激素水平的变化影响，牙龈组织对菌斑等局部刺激物的反应性增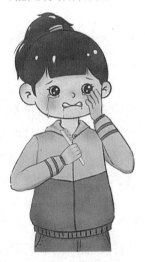强，产生较为明显的炎症反应。你啊，就是因为在青春期还不好好刷牙，现在知道刷牙的重要性了吧？如果不及时进行有效治疗，将来有可能进一步发展为牙周炎。"

姐姐恍然大悟地点了点头，很懊悔自己没有认真刷牙。仍然担心的姐姐追问道："爸爸，那我的牙龈还可以恢复吗？"

爸爸专业地解答道："一般青春期过后，牙龈炎症可有部分消退，但是原有的龈炎不会自然消退，所以，去除局部刺激因素是治疗青春期龈炎的关键。一般症状轻微的话,需要用洁治术来去除菌斑、牙石,必要时配合局部的药物治疗,如龈袋冲洗、局部上药及含漱等,大多数经过基础治疗后都能痊愈,但是对于个别情况严重的,可能需要采用牙龈切除术。完成治疗后还需要定期复查,必须保持正确的刷牙方法,养成良好的口腔卫生习惯,以防复发。你的情况算是比较轻的,要用洁治术治疗,之后定期复查。此外,牙龈炎是可以通过定期口腔护理,包括日常刷牙和使用牙线来预防的。刷牙可除去部分菌斑、清洁牙齿,从而维护牙龈健康,所以要认真刷牙;其次,需要使用牙线,牙线在清除邻面菌斑中具有不可替代的作用;另外就是要定期复查,以及时发现牙周问题;还有很重要的一点是,要保持合理膳食,饮食健康。处于青春期的青少年,往往喜欢吃零食,加之这类人群饮食后不注意刷牙漱口、清洁牙齿,食物的堆积导致积聚在牙齿表面的细菌、软垢增多,产生菌斑,引起牙龈炎。因此,正确的饮食习惯对口腔卫生健康的维护有重要的作用,要做到饮食均衡,饭后漱口,睡前不进食。明白了吗?"

姐姐听完以后恍然大悟,一直以来因为觉得太麻烦,既没有认真刷牙,也没有用到牙线,更因为贪吃,经常在晚上偷吃完零食后不刷牙就睡觉了,现在想来是自己的懒惰差点"毒"了自己的牙龈。姐姐听了爸爸的话,马上改变了坏习惯,开始认真刷牙,使用牙线,并且去看医生,进行相应治疗。

（高晓彦　袁卫军）

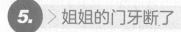

5. > 姐姐的门牙断了

姐姐最近迷上了玩滑板,于是妈妈送了她一个滑板,心痒痒的姐姐想要马上踏着溜一圈。当她信心十足地踏上去时,不料一脚没踩稳,"嘭"的一声,摔了个狗啃泥,下巴重重地摔到了地上,顿时,天都好像是黑的,一颗颗闪亮的"星星"朝着姐姐聚拢而来。等妈妈把姐姐扶起来,姐姐才回过神来,一看地上居然有一半断了的牙齿。姐姐吓坏了,她的门牙断了!

妈妈马上带姐姐去口腔科找爸爸,着急地问:"爸爸,姐姐的门牙断了,这可是刚换好的牙齿啊,是不是和奶奶一样要镶假牙了啊?"

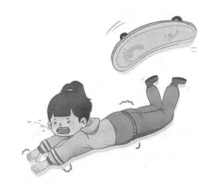

爸爸仔细检查后说道:"姐姐处在生长发育时期,牙髓、牙周和牙槽骨等在解剖生理上与成年人有一定的差异。因此,在治疗方法以及预后等方面与成年人有一定的区别。牙齿外伤会有不同程度的牙周和牙髓组织的损伤,所以姐姐要先去拍X线片,从而了解牙齿断裂的位置和断裂的程度,根据不同情况来选择相应的处理方法。"

"那不一样的断裂位置分别怎么处理呢?严重的话需要种牙吗?"妈妈急切地问道。

爸爸专业地解释道:"一般牙外伤按照折断部位可分为三类:牙冠折断、牙根折断和冠-根折断。

(1)牙冠折断:如果是牙冠较小面积的折裂,并且损伤处离牙神经比较远,一般用树脂材料直接进行充填修复;如果门牙摔断部位在牙冠,折断处靠近牙髓,但是牙神经有暴露,或在X线片上可以看到邻近牙神经暴露,面积比较小且没有明显炎症发生,那么一般采用活髓保存术,也就是在牙神经的表面用特殊盖髓材料进行安抚治疗并垫底,保持牙髓活力,发挥其正常生理功能,促进牙根和根尖孔的发育,观察一段时间后如果症状没有加重,可用树脂进行牙齿修复;若伴有牙髓症状,则需要做牙髓治疗。如果门牙摔断后牙神经大面积暴露,而且已经出现感染,通常要在去除坏死神经后,对牙齿根管进行彻底的冲洗、消毒及预备。通过完善的根管治疗,尽量保留牙根,在此基础上进行牙齿恢复。如果牙冠断得比较少,可以直接用树脂恢复牙齿外形和功能;如果断的位置较深,可以做桩核冠修复。

(2)牙根折断:一般以 X 线片为依据,根据不同的根折的部位,治疗方法有所不同。治疗的原则是使断端复位,然后根据外伤的部位及具体情况,对患牙进行 2～3 个月的固定。对于有咬合创伤的患牙进行对殆牙调整,或者做全牙列颌垫进行固定,并定期随访及复查。但青少年期还不能进行种植,需等 18 岁以后才能进行种植牙修复。

(3)冠-根折断:牙冠、牙根部均有折断时称为冠-根折断,根据牙髓暴露与否及折断的复杂程度进行相应处理。治疗原则是在牙髓没有受到累及的情况下,可以去除牙冠断片后进行树脂修复;对于累及牙髓的折断,则根据折断部位及牙根发育的完成情况,采用根管治疗、根尖诱导成形术,或结合正畸牵引等方法,后期再完成牙体修复。"

姐姐拍完片子后,爸爸松了一口气,从片子上来看是牙冠折断,没有损伤到牙神经,只需要用树脂修补一下缺损部分的牙齿就可以了。"补完以后记得不能用这颗牙齿咬大闸蟹之类硬的食物哦!"爸爸补充道。"嗯!"姐姐用力地点了点头,以后可要好好地保护牙齿了。

(高晓彦　袁卫军)

6. > 可乐差点"融化"了姐姐的牙齿

七月里,太阳火辣辣的,真热呀!姐姐每天上完绘画课后,回家第一件事就是喝冰可乐。"冰可乐可太好喝啦!"姐姐满足地舔了舔唇边余留的可乐,开心地说道。

妈妈本想劝姐姐少喝点冰可乐,对肠胃不好,没想到看到姐姐的牙齿,吓了一跳:"你的牙齿上怎么有一块块白色的东西,是牙膏沾在上面没刷干净吗?"

姐姐马上照镜子一看,用水怎么擦都擦不掉,这不是牙膏,而是好多颗牙齿上长了一块一块的不规则的白色斑块!姐姐急了,问道:"妈妈,我的牙齿是生病了吗?"

爸爸听到姐姐快要哭出来的声音,立刻过去看发生了什么事。作为口腔科医生的爸爸一看,便恍然大悟道:"这是牙齿酸蚀症!"

"牙齿酸蚀症是什么呢?"姐姐一脸迷茫地问道。

爸爸紧张的双眉此刻舒展了开来,拍了拍姐姐的头解释道:"酸蚀症是指在没有细菌参与的情况下,牙齿受酸性物质侵蚀而引起的一种病理性的、慢性的牙体硬组织表面浅层丧失。当酸性食物改变口腔环境,开始'酸蚀'牙齿的时候,牙齿表面就容易被'去矿化',使得珐琅质和牙本质的结构更加脆弱,对食物的冷、热变化敏感,严重的话甚至会改变牙齿形态,造成牙齿咬合高度改变,引起严重的颞颌关节病变。"

"为什么会这样?"姐姐开始慌张起来。

爸爸耐心地解释道:"酸蚀症病因尚未明确,但许多学者认为这是一种多因素引起的疾病,通常按酸的来源区分为内因和外因。内因包括生理解剖上的缺陷(如胃食管反流征等)、心理因素(如暴

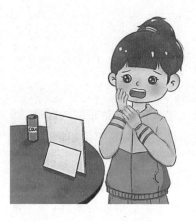

食症、厌食症等)、胃部的刺激(如酸辣食物或饮料等)、身体状况(如尿毒症、糖尿病等)。外因包括饮食(如碳酸饮料、醋等)、药物治疗(如咀嚼维生素 C 片等)、职业(如在酸性环境中工作的人员等)、运动(如在有含氯气体的泳池里游泳)等。最常见的原因就是不良饮食习惯以及不注意口腔卫生。你啊,就是因为长期喝可乐,把牙齿外面的保护层给'融化'了,像这种情况应及时就医治疗。如果发现得晚,可能还会引起牙釉质丧失、牙本质敏感、咬合关系紊乱、牙髓暴露,甚至更严重的牙齿折断等,甜甜的可乐可能是会'融化'掉牙齿的'糖衣炮弹'。一般情况来说牙齿酸蚀症是不会自愈的,所以一旦患上牙齿酸蚀症,一定要去正规医疗机构的口腔科接受专业的检查和治疗,医生会根据可能的病因,给予相应的处理。你需要好好调整饮食习惯,少喝酸性饮料,多喝水!"

"原来不良的饮食习惯会引发这么严重的问题啊,我要尽早去医院治疗,并且改掉不好的饮食习惯。"姐姐恍然大悟道。

(高晓彦　袁卫军)

7. > 报告老师,有同学受伤了

今天下午,班里的调皮鬼球球有点奇怪。上午还在兴高采烈地招呼他的队员们一起去踢球,下午整个人就变得蔫蔫的,口罩戴了两层,把整个脸都牢牢罩住,变成了蒙面大侠。

身为班长的小雅自然要去关心一下他,但球球一阵支支吾吾,在小雅的一再追问下终于把事儿说清楚了。

原来上午自习课上班里球队和隔壁班球队踢了一场足球友谊赛,身为队长兼守门员的球球为了扑一个关键球把下巴磕伤了。球球一脸沮丧,他摘

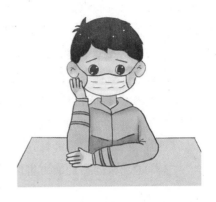

下了口罩。小雅吓了一跳,这才发现球球的整个下巴都是红红的。"怎么回事啊,球球?"

"班长,我扑球的时候速度太快,球扑走了,下巴却和地面撞上了。"

"那怎么还有白色的?"小雅连忙捧起球球的脸检查起来,"哦,是纸巾碎屑啊,球球你不疼吗?"

"真疼啊!"球球有点哭腔,"比起疼,我更担心被妈妈发现,因为妈妈不准我闯祸。现在我不仅在自习课踢球,还把自己弄伤了,她一定会很生气的。所以我就用纸巾把伤口胡乱擦了一下,就想蒙混过关。"

"这可不成,你这个伤口要去医院看的。"口腔外科医生的女儿可不是白当的。小雅拉着球球去找了老师,老师马上通知了球球妈妈,带着他们来到医院。

妈妈急急赶到,先是狠狠瞪了球球一眼,转头一脸担心地问医生:"医生这可怎么办,孩子会不会破相呀?"

医生小心地为球球的伤口消了毒,擦干净血迹和脏东西,一边检查一边交代:"这些伤口大部分是擦伤、表皮破损,沾了很多脏东

西,还有少量渗血,会有点疼,但我已经帮球球清洗好创面了,只要保持清洁很快就能恢复,一般不会留下明显的瘢痕。但这里有一处伤口已经裂开很深了,这个伤口是需要缝针的。"

"天哪,还要缝针啊?!"妈妈不淡定了。

医生耐心解释道:"裂伤就是皮肤,甚至深层的肌肉由于损伤而发生断裂,这样的伤口一定要充分清洗并尽早缝合,这样才能减少因伤口暴露而导致的感染风险。"

"医生叔叔,我不想缝针,会很疼吗?"球球一脸沮丧。

"球球队长,你不是最厉害的吗? 怎么听到缝针就害怕啦?"小雅笑着说。

"小朋友不要害怕,我们会在伤口的地方打上麻药,缝的时候就不疼了。"

听完医生的解释,球球终于放心地躺下接受治疗了。

伤口处理好了,球球又有了新问题:"那我缝好还能踢球吗?以后是不是像灰太狼一样有一个大刀疤啦?"

"最近是不能踢球了,要避免剧烈运动,以免伤口裂开。缝线针眼可能有少量渗血,这是正常现象,我给你开了消毒液,定时清洗,注意保持创面的清洁就没问题。在创口愈合过程中,有时会有痒痒的感觉,不要抓弄伤口。一般术后 7 天就可以拆线了,拆完线后就又可以踢球了。至于瘢痕,伤口护理得好,那么瘢痕自然也不会那么明显。后期再配合去瘢痕的药物或者光电治疗,还会有改善的。"医生耐心地回答。

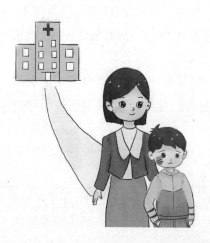

球球放心了,妈妈也松了口气:"宝贝,以后要是再受伤,一定要告诉爸爸妈妈或者老师,我们会带你去医院,不要自己偷偷处理,那样是很危险的! 今天要特别谢谢小雅同学。"

小雅笑着说:"不客气,阿姨。"

(胡祥莹 袁卫军)

8. 姐姐变成"钢牙妹"

姐姐小雅已经读初中二年级了,到了爱美的时期,口内的乳牙也已经全部替换成了恒牙,可是现在整口牙很凌乱,笑起来也特别不好看。这个问题已经困扰了她一段时间了。

一天小雅回家后和爸爸妈妈说了这个烦恼的事情。妈妈听了笑着说:"乖女儿长大了,想要漂亮了。"身为正畸医生的江爸爸附和道:"牙齿不整齐不光是影响外貌,同样会影响口腔的卫生以及功能。"小雅听了爸爸说的话,露出了疑惑的眼神:"有什么方法可以让我的牙齿变得整齐漂亮吗?"爸爸:"这就要看我们口腔正畸医生的本领了。"爸爸带小雅到医院,完成了照相、取牙模、拍 X 线片等检查后,告诉小雅和妈妈说:"我们小雅这是典型的牙列拥挤,专业的叫作错𬌗畸形,我要结合检查结果,制定出属于你的治疗方案,通过牙齿矫正来解决现在的问题"。小雅很好奇地问:"什么叫作错𬌗畸形?"

爸爸很耐心地回答道:"错𬌗畸形的表现有多种多样,可以表现为牙齿的排列错乱及咬合关系的异常,就比如你这样,牙齿很拥挤以及咬合关系不好;更严重的还会表现为牙弓和颌骨的大小、位置及形态异常,甚至表现为颅面结构关系异常,比如'地包天'、龅

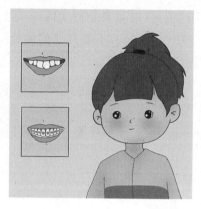

牙都属于这一类。一般我们有活动矫治器和固定矫治器。活动矫治器就是可以自行随意摘戴的,固定矫治器就是粘在牙齿上不可自行取下来的。"

两周后爸爸根据检查结果确认了治疗方案。爸爸用专用胶水把托槽黏在小雅的牙齿表面,再用钢丝固定住。小雅也顺利地戴上了矫治器(钢牙套)。爸爸说:"以后每隔一段时间,我会给牙齿增加一点小压力,牙齿就会慢慢地移动到正确的位置啦。矫正过程中都会有些许疼痛的,比如这个金属的托槽和钢丝在嘴巴里摩擦口腔黏膜,造成破损引起疼痛;每次复诊给牙齿加力也会造成牙齿暂时的酸痛。但是这些我们都是有办法可以克服的。黏膜保护蜡可以减少托槽对黏膜的刺激,平时可以用。每次加力引起的疼痛一般都持续一周左右,之后会自行消失,在这期间我们要吃软的食物以减少疼痛,食物要偏软但不能太粘,不能吃大块的,门牙不能啃咬,等等。如果疼痛一直持续,要赶紧告诉我。还有非常重要的一点就是口腔卫生!戴上矫治器之后有很多小缝隙很难清洁,我们平时刷牙要增加时间,每一个缝隙都要清洁干净。还可以用正畸专用牙刷,刷头很小、很细,可以钻进去刷干净。每次饭后都要刷牙哦。正畸是一个长期的过程,如果一直清洁不当,很容易引起蛀牙。矫正牙齿也像

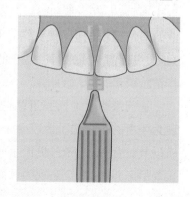

打游戏通关一样,每一关都有难点,克服种种困难坚持到了最后一关,就胜利啦。"

小雅的"钢牙妹"生活就正式开始啦。

（胡祥莹　袁卫军）

9. > 刷牙的十八般武艺

秋天的空气中,到处都是桂花的香气,爸爸和小雅走在去医院的路上,享受着秋日的阳光。今天是小雅去爸爸医院正畸复诊的日子,爸爸让小雅先去拍照的地方拍几张照片,记录下治疗进展。

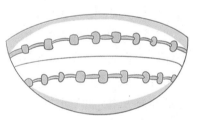

可是从拍照室出来后,她看上去有点郁闷。爸爸贴心地上前一问,小雅沮丧地说:"今天拍照医生说我的牙齿刷得还不够干净。"

"可我来之前已经刷牙了呀,那我牙齿上绑了这么多东西,就是刷不干净嘛。"小雅继续争辩道。

爸爸笑了笑说:"哦,这个问题你告诉我就对了。""矫正的时候要想刷好牙是对每个小朋友动手能力和毅力的考验,可不是一件简单的事情,刚开始刷不干净也很常见,要看你怎么战胜这些挑战。"

"有哪些挑战呢,爸爸?"小雅忐忑地问道。

"这些挑战任务都很艰巨,你至少要做到 3 件事,这需要你的坚持。"爸爸说道。

"第一件事情是每天至少刷 4 次牙,分别是早、中、晚三餐后和晚上临睡前,次数很多,但这是必须做到的,最好是吃完东西就刷牙。如果在学校,刷牙不方便,那要记得及时漱口,否则很容易造成食物残留。而且要有效刷牙,因为托槽和弓丝的阻挡,想清洁干净这些角落,难度很大。我告诉你一个画圈圈刷牙方法,刷头在每一颗牙的表面轻轻打圈,能清理绝大部分牙面和托槽周围的软垢;然后刷牙与牙龈呈 45°角,使刷毛进入矫治器与牙面之间的缝隙轻刷。这个刷法很简单,你肯定一学就会。"

"第二件事情是选对牙刷,正畸专用牙刷具有不同的特殊形状,适合你这个戴了牙套的牙。但是,只要你以后用正确的刷牙方法,普通牙刷也可以刷干净。还有,你刷牙时总是有点着急,一下子就刷好了,其实刷牙每次最少 2 分钟,配合含氟抑菌牙膏,才能去除食物残渣,有效抑制牙菌斑。"

"第三件事是要学会使用牙线、牙缝刷和冲牙器。牙线可以帮助你清洁矫治弓丝下方、牙齿邻接处这些牙刷无法清洁到的部位,使用时将牙线贴近一侧牙齿边缘,绷紧成'C'形,将相邻两个牙齿接触的地方用牙线'勒'干净。因为托槽的阻挡,在使用牙线时还会用到牙线引线器,它可以辅助穿牙线,细小的死角部位交给牙缝刷清洁。冲牙器能有效地清洁牙齿以及牙刷无法清洁彻底的牙

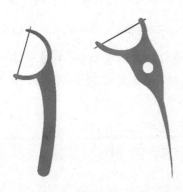

缝和龈沟,对口腔黏膜以及舌苔也能起到很好的清洁作用,但它不能代替刷牙和牙线。"

爸爸接着说道:"有了这些工具和刷牙技巧,回去我们研究一下怎么具体实施!你下次来肯定可以听到拍照医生的表扬。"

"听上去虽然又多又复杂,但

回去我们一起研究,我觉得我肯定能做到,爸爸!"小雅自信地说。

(胡祥莹 袁卫军)

10. 盘子里的食物

周末的清晨,一家人难得有时间可以围坐在一起悠闲地吃个早餐。今天轮到爸爸为全家准备食物。小雅带着豆豆来到餐桌旁,看着爸爸在厨房忙碌着。

"爸爸,今天吃什么呀?"小雅看着爸爸好奇地问到。"今天我做了你爱吃的鸡蛋火腿三明治,要不要再来一杯热牛奶?"爸爸微笑着看着小雅和豆豆。"哇,太棒了,我最爱吃爸爸做的鸡蛋火腿三明治啦!"小雅高兴地说道,于是她带着妹妹来到餐桌旁,爷爷和奶奶也随后坐了下来,爸爸将热乎乎、香喷喷的三明治和牛奶端上了桌。

"爸爸,吃了早餐,我以后是不是就可以长得和姐姐一样高了?"豆豆妹妹问爸爸。"是呀,这些食物不仅能让你长高,还对你的牙齿有好处哦!"爸爸回答道。小雅和豆豆认真地看着爸爸,继续听爸爸说道:"鸡蛋和牛奶除了富含蛋白质以外,还有很多微量元素,比如维生素 A 和维生素 D。""为什么呀,爸爸?"两个孩子异口同声地问。"维生素 A 对骨骼的健康非常重要,它可帮助人体吸收钙;维生素 D 有利于在骨骼和牙齿中储存钙,为骨骼的生长提供营养。牛奶里还含有钙,有助于我们牙齿中的牙釉质再矿化,就像保护层一样覆盖牙齿,阻挡细菌侵蚀;不仅如此,牛奶还可以中和口腔中的有害酸性物质。全麦面包不仅可以促进牙齿的咀嚼,促进唾液分泌,还能帮助我们按摩牙龈,刺激血液循环,维持我们牙齿的健康。"

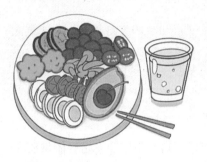

"哇,原来是这样啊! 爸爸,富含维生素 A、D 的食物都有哪些呀?"小雅看着爸爸问道。"比如说,鲜鱼、虾、牡蛎、鸡蛋、猪肝或牛肝、鸡蛋和牛奶都富含维生素 D,而胡萝卜、南瓜、绿色蔬菜、鳗鱼、牛肝、蛋黄和牛奶中都含有维生素 A。""原来这么多食物都含有维生素 A 和维生素 D 呀! 那还有其他对牙齿健康有益的食物吗?"小雅一脸疑惑。"很多呀,比如说,西兰花、紫甘蓝、芝麻、杏仁等,它们的钙含量都很高,对牙釉质有好处;而芹菜和洋葱可以杀灭龋齿致病菌;葡萄所含的多酚物质也会减缓龋齿致病菌的新陈代谢,即减少有害酸性物质的产生。"

"爸爸,爸爸,我还喜欢喝果汁!"豆豆妹妹笑嘻嘻地看着爸爸说。"酸酸甜甜的果汁是好喝,但是果汁中的糖和酸是牙齿的两大劲敌! 他们会侵蚀我们的牙釉质。酸作用在牙齿上的时间越长,长蛀牙,也就是龋齿的风险就越高哦。除此之外,还有又甜又黏牙的食物。所以你要长得和姐姐一样高,还要牙齿健康的话,就要多吃含维生素 A、维生素 D 和钙的食物,少吃含糖的食物哦。""我知道了,爸爸,我也喜欢你做的鸡蛋火腿三明治!"豆豆妹妹笑着说。

(王璧霞 袁卫军)

11. > 我的电动小超人

　　一天,爸爸妈妈带着小雅姐姐和豆豆妹妹一起去逛超市。来到口腔护理产品货架前,小雅拉着妈妈的手,说:"妈妈,我的好朋友乐乐的妈妈给她买了一支咸蛋超人的电动牙刷,我们学校里好多同学开始用电动牙刷刷牙了,我也想用电动牙刷。"妈妈看着爸爸问道:"爸爸,你怎么看呢? 我们应该选择电动牙刷还是手动牙刷呢?"

　　爸爸看着妈妈和小雅,结合自己的经验说道:"无论是选择电动牙刷还是手动牙刷,关键不在于用什么牙刷,而在于如何刷牙。电动牙刷通过刷毛的超声波运动清洁牙齿,不会机械地摩擦保护牙齿本身的牙釉质,而是通过振动来松动牙垢,就像清洗眼镜的超声波清洗机一样。它还有一个好处是可以按摩牙龈,促进血液循环,从而使牙龈变得更紧致。当然,手动牙刷也可以起到一定的按摩作用,但强度没有这么高。如果有人因为运动协调困难或者懒惰,不能正确且仔细地刷牙,那么电动牙刷可能更适合他。但是,到底如何选择还是自己亲身体验后再决定更好。"

　　销售员听到小雅一家的讨论,也开始了她关于产品的分享:"其实,第一批电动牙刷是为了残疾人而设计的,那时候还是在20世纪60年代,那种电动牙刷在刷牙的时候不会弄伤使用者,也有效帮助了护理人员开展工作。电动牙刷只是通过牙刷毛的简单摆动来完成刷牙动作。而现在很多的电动牙刷具有更高级的功能,比如带有计时器、压力控制以及各种程序,等等,还有适合3岁以上儿童使用的专用电动牙刷。

　　目前,市面上电动牙刷大致分为3种。①旋转振动型:这种牙刷诞生于20世纪80年代末。它的刷头呈圆形,很小,呈半圆形摆

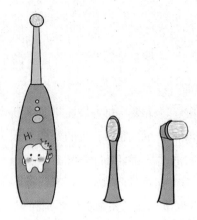

动。由于刷头非常小,所以可以逐一清理每颗牙齿,适用于有顽固牙菌斑的人群。②分区深层清洁型:这种牙刷的刷头较长,可以同时刷 2～3 颗牙齿。牙刷在嘴里前后移动时会持续振动,适用于既想体验电动牙刷的振动感,又想享受自己动手乐趣的刷牙爱好者。③声波型:它的刷头是长形的,出现于 20 世纪 90 年代。刷头可以像超声波一样剧烈振动,而且不需要手动辅助。适用于追求细节且喜欢享受牙齿按摩的人,同时也是牙周炎患者的理想选择,因为这种牙刷可以轻松去除牙菌斑,而且不会伤害牙龈。一般来说,平均 2～3 个月我们就需要更换一个新的刷头。

选择电动牙刷还是手动牙刷,对于这个问题,口腔科医生也无法给出一个标准答案,每个人都必须自行体验和探索,找到最适合自己的解决方案,还要掌握正确的刷牙技巧。"

"哇,原来是这样,那妈妈我也能尝试一下,拥有自己的一支咸蛋超人电动牙刷吗?"小雅笑眯眯地看着爸爸妈妈。"当然可以。"妈妈回答道,一家人都开心地笑了。

(王璧霞　袁卫军)

12. ▷ 我的牙齿会移动

前几天,在口腔科工作的爸爸给牙齿不整齐的小雅带上了口腔正畸矫治器。这天,爸爸发现小雅有些愁眉不展,便关切地问道:"小雅,你怎么啦?"小雅一边用手托着下巴,一边挤眉,"痛苦"地看着爸爸说道:"还不是因为爸爸给我带了矫治器,我牙疼。"爸爸一听笑着说:"小雅,除了牙疼,你还有什么感觉吗?""我觉得我的牙齿动了!这是为什么呢,爸爸?"小雅说道。

爸爸笑着回答道:牙齿的移动是医生通过让牙齿受到来自矫正器产生的持续而柔和的力量,并将力作用于牙齿、颌骨和颞下颌关节,导致牙齿周围支持组织、颌骨周围骨缝或关节发生相应的改建来完成的。此时的牙齿周围就像一个小工地,把力量所指的方向作为前方的话,前方不断地有骨质吸收及旧骨溶解,就像"拆房子"一样,而在力量的后方就会不断地有骨质沉积新骨形成,就好比"建房子",这样一来,牙齿就会在牙槽骨里一点一点地移动了。在矫正的过程中,牙齿有牙槽窝的环绕支持,有血液循环的养料供应,就能始终保持完整的"移动"。

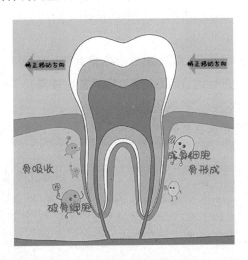

正畸治疗在每次加力后,短时间内都会有一些轻微的疼痛,这属于正常的现象。我们的牙齿与牙槽骨之间不是紧紧地粘在一

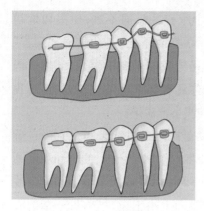

起,它们之间有一层絮状的、富含细胞和液体的膜,称为"牙周膜",它有许许多多悬吊牙齿的微小韧带。牙齿刚开始受力时,运动前方的牙周膜受挤压,我们会感到牙根有点轻微的酸痛,旧骨的吸收又给牙齿创造了前进的空间。因此,一般3~5天后,牙齿疼痛的情况就能自行缓解。

正畸医生通过将我们牙齿的情况调制成石膏模型来精确测量与计算;通过拍摄头面部的X线片来作数据分析,从而了解我们颌骨的发育趋势、生长潜力及牙根牙胚的情况;通过对全身健康及发育状况的临床检查和家族遗传等详细的问诊,来了解明确病因。他们不仅能通过矫治器的力量移动排齐牙齿,同时也能改变颌面部的不协调性。

"是这样啊,爸爸,那我还要治疗多久呀?"小雅问。"牙齿、颌骨的改变是渐进性的,所以正畸治疗通常比较漫长,矫治的时间一般都需要2年左右。"爸爸说道。

"天呐,还要这么久呀。"

(王璧霞　袁卫军)

13. 原来这些都是坏习惯

人物:妈妈——公司职员;爸爸——口腔科医生;

弟弟——丁丁(2 岁);妹妹——豆豆(6 岁);姐姐——小雅(11 岁)

妈妈闺蜜——杨医生,口腔科医生;妈妈闺蜜的丈夫——公司职员;

8 岁的小儿子——夏天;15 岁的女儿——夏婷

前景提要:周末妈妈约闺蜜一家去公园游玩。

场景 1:公园

秋风送爽,空气里飘着淡淡的桂花香,公园里人声鼎沸。

大人们忙着搭帐篷,整理用物,小朋友三三两两地玩开了。

草坪上,几个孩子玩起了老鹰捉小鸡,小天弟弟排在中间,仗着前有小婷,后有小雅两个姐姐,大着胆子向老鹰(豆豆)挑衅,吐舌头,做鬼脸:"老鹰快来呀,我不怕你!"豆豆生气地瞪大眼睛:"哼,有本事你别跑,看我马上抓到你!"大人们看着都觉得好笑,妈妈趁机用手机抓拍。

烧烤派对开始啦,两个爸爸主动承担起了大厨的任务,给大家烤起了牛肉、羊肉及各种串串,江爸爸开心地吆喝:"第一波新鲜出锅,来来来,要吃什么自己拿。"

小雅大概玩累了,也饿急了,抓到吃的就使劲吃。杨医生出于职业惯性,忍不住多看了一会,发现她一直在用左边牙齿吃饭,右边完全不用,心里暗想:"偏侧咀嚼? 这是习惯还是偶然? 如果是习惯可不是好事情。"转头也多看了一会大家:最小的丁丁躺在婴儿车上吮手指;小天刚吃完了一串牛肉,嘴巴叼着一根签,瞎抖着,摆明了催促爸爸动作快一点,豆豆在一旁有样学样;小婷似乎想学学怎么烤肉,右手托着下巴,眼睛一眨不眨地盯着烤炉上忙碌的大手;小天爸爸咬着下嘴唇,不停地翻转着手里的肉串。

没想到大家有这么多的坏习惯呢,我得想个办法告诉大家。杨医生拿起相机,猛地一顿操作,把大家的样子都抓拍进去了。和

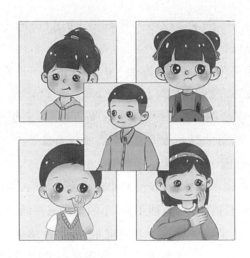

闺蜜商量了一下,决定寓教于乐。

场景2:围坐一圈,击鼓传花

杨医生拍手示意大家安静:"朋友们,我们接下来玩击鼓传花的游戏,点花的人,需要抽取一张照片,模仿照片做同样的动作,并猜一猜如果每天一直不停地做这个动作,会变美还是变丑?"

"大家准备好了吗?好的,鼓声响起来。"

一朵小花在人群里快速地流转起来,妈妈接到花正匆忙地准备传出去,鼓声停了,闭着眼睛抽取一张照片,是小天和豆豆叼着一只签的样子,她也叼起来一只签,学着孩子们嘚瑟的模样,底下笑声一片。妈妈说:"这个动作偶尔我也做,每天这样应该不会变丑。"杨医生回答:"非常偶尔地做这个动作,确实没太大影响,但如果每天都做这个动作,比如每天在学校咬着笔,情况就不一样了,咬着咬着上下牙习惯了这支笔的存在,时间久了就会出现局部间隙,严重一点就成了开殆,也就是上下门牙关不拢的情况。想象一下,是不是就变丑了?"

小天对豆豆说:"我们以后不能这样啦!""嗯,好的,小天哥哥。"

"那么，游戏继续。"杨医生冲大家喊道，"准备好哦，音乐开始啦。"

这一次，小雅抽到了自己吃东西的照片，模仿毫无压力，想到上一个问题杨医生的回答，咬唇仔细思考："杨医生，我猜这个动作可能会变丑。"

"恭喜你，回答正确，聪明的姑娘，你吃烧烤的时候我仔细观察了一阵，几乎一直用左边吃东西，这在医学上叫偏侧咀嚼，可造成面部一侧发育不良、不对称。如果长期偏侧咀嚼，长大以后你的脸很容易一边大、一边小，而且由于不常咀嚼的一侧没有了食物的摩擦和冲刷，不能自我清洁，更容易堆积牙垢，很容易出现龋齿、牙龈红肿等牙周疾病。"

"我都没意识到自己一直喜欢用一边吃东西，我不要变丑，以后一定注意，谢谢杨医生的提醒。"小雅认真地向杨医生道谢。

游戏继续，杨医生陆续告诉大家需要注意的各类坏习惯。

"孩子们请注意自己的舌头和嘴唇的习惯，像吮舌、吐舌、咬唇等，这些都是不良的习惯。如果每天都吮下嘴唇，容易形成龅牙；

这些都是坏习惯

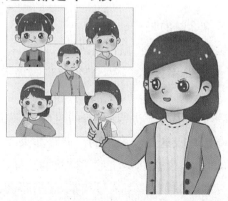

每天都吮上嘴唇，容易形成'地包天'；咬舌和咬笔一样，可形成开
𬌗。另外，把手肘、手掌、拳头等枕在一侧脸的下方，或是经常用手
托着一边的腮部，这些习惯对于颌面部的正常发育及面部的对称
性都有影响。"

游戏结束后，小雅愉快地对杨医生说道："杨医生，今天玩得好
开心，还学到了很多，回家小作文我都不怕啦，下次我要提醒同桌
不能动不动就咬笔，不然以后就不好看了。"

（商丽艳　袁卫军）

14. ＞ 妹妹张着嘴睡得正香

前景提要：在公园度过愉快的一天，太阳快下山了，大家收拾
好东西，依依不舍地上了回程大巴。

大家果然都累了，上车后不久就睡得东倒西歪。

爸爸醒来，看到弟弟张着嘴睡得正香，想起白天杨医生关于各
种坏习惯的说辞，转头问："杨医生，妹妹这样张着嘴睡觉，不会也
是坏习惯吧？"

"她一直是这么睡的吗？"

"我不太确定。"爸爸有点惭愧地回答

"平常好像嘴巴不张这么大，怎么啦？"妈妈听到对话，自觉
加入。

"正常的呼吸是用鼻子进行的；有的时候，比如跑步等剧烈运
动以后，结合嘴巴呼吸这是没影响的。但是如果孩子经常张口呼
吸，包括睡觉的时候，家长就要注意了！长期这样，她的舌头和下
颌会往后退，导致上颌前凸，上牙弓狭窄，牙齿不齐。外观看起来

就是开唇露齿，上唇短厚，上前牙突出。换句话说，会变丑的!"

"哎呀，这可怎么办?"妈妈着急了。

"别急别急，我们得找找原因，她为什么会张口呼吸，对症解决就可以了。比如有的孩子是因为上呼吸道出了问题，患有鼻炎或腺样体肥大等疾病，鼻道不通畅，从而形成张口呼吸的习惯。还有的孩子是因为个人的不良习惯，比如经常吮咬下嘴唇，造成上牙前突，导致上嘴唇松软上翘，那么妹妹呢?"

"她没有鼻炎的，至于另一个什么肥大，我也不太清楚。"妈妈讪讪地回答。

杨医生："要不你们接下来几天，先好好观察一下，注意两点：①平时放松状态，看看她的上、下嘴唇是不是微微张开的;②睡着以后，嘴巴是不是张开的。如果表现不明显，也可以在嘴巴前方放一个小镜子，看看镜子上有没有雾气形成。"

妈妈："如果观察之后，确实是有张口呼吸，我们应该怎么办?"

杨医生："那样的话，一定要抽出时间，尽早带豆豆去口腔科及耳鼻喉科看一看哦!"

妈妈："好的，还好及时发现，不然我们完全意识不到这些常见的隐患。"

"你们在说什么呀。"妹妹揉着眼睛，迷迷糊糊地醒来，看到大家围着自己说话，不由得问道。

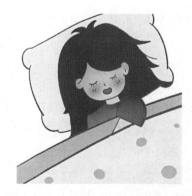

"我们在说你睡着了的样子很好玩，来，给你看看照片，你睡着以后嘴巴张这么大呢!"妈妈给妹妹看照片，杨医生顺便观察妹妹的嘴唇（确实有一点微微张着）。

"可爱是可爱,但听杨医生说起,张着嘴巴睡觉可是有很大的危害,比如像这样,牙齿突出来。"妈妈模仿做了个夸张的表情,"接下来我们得注意你睡觉的姿势了!如果一直是张着嘴睡觉,我们就得带你去医院了!"

妹妹表情一下子低落了,叹气道:"哎,没想到睡个觉都有错!"

(商丽艳　袁卫军)

15. 姐姐正畸时发现有关节病

前景提要:小雅跟着妈妈去了医院,正畸医生安排她拍了 X 线片和磁共振。

妈妈手里拿着 3 张片子和一个光盘,交给医生。

医生将片子放在读片灯上,转头问道:"小雅,你平时张嘴或者吃东西的时候会听到响声吗?"

小雅:"嗯,有的时候有,有的时候没有。"

医生:"有没有张口受限的情况,比如说嘴巴能张多大,能塞进一个苹果吗?"

小雅:"我张不了那么大,最多只能塞半个苹果。"

医生:"吃东西的时候有什么不舒服的感觉吗?"

小雅:"这倒没有。"

医生:"磁共振结果提示你有颞下颌关节紊乱。"

妈妈:"医生,什么是颞下颌关节紊乱,哪些原因会导致这个问题?"

医生拿出一个模型,指着其中一块说:"这个就是颞下颌关节,你试着把手放到自己太阳穴那个位置,张口、闭口就能感受到它的活动。颞下颌关节如果有问题，可能会出现这些症状：①关节局部酸胀或疼痛，一张嘴或一吃东西就觉得疼；②关节弹响，一张嘴巴就出现'咔嚓'的声音；③下颌运动障碍，比如偏斜或张口受限，严重者嘴巴只

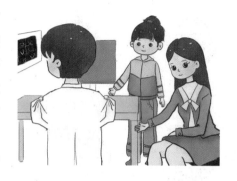

能张开一点点，就连正常吃饭都很困难；④此外，还可伴有颞部疼痛、头晕、耳鸣等症状。

颞下颌关节紊乱，简称 TMD，是一种心身疾病，与多种因素相关：①创伤因素，如受到外力撞击、突然咬到硬物、张口过大（如打哈欠）等急性创伤；②咬合因素，比如咬合干扰、牙齿过度磨损、磨牙缺失过多等；③不良的口腔习惯，比如夜磨牙、单侧咀嚼习惯等；④精神心理因素，如学习压力大、烦躁不安、焦虑等，都会加重关节紊乱的相关症状。"

"哎呀，我很喜欢啃甘蔗，经常一天一根甘蔗地啃，甘蔗这么硬呢，还有我好像更喜欢用右边吃东西，这些都是原因啊，难怪每次考试前一段时间感觉一张嘴'咔嚓'的声音那么响！医生，我只能塞进半个苹果是正常的吗？"

医生："正常人的张口限度相当于自身食指、中指、无名指末节合拢时的宽度，平均约为 3.7 cm，小雅你可以自己试试。"

小雅一边对号入座，一边不安地问道："医生，我有颞颌关节病，还能进行牙齿矫正吗？矫正能改善它吗？"

医生："小雅，像你这种情况，有轻度的颞颌关节紊乱症状，没有明显的骨质破坏，并且在一个相对稳定的时期，是可以进行牙齿矫正的。当然，如果关节病症状加剧，那么我们的原则是优先处理

颞颌关节紊乱问题。关节紊乱的病因很多,治疗前没办法很精准地预测病因,像你自己提到的,长期单边啃甘蔗可能是一个原因,试着去改变这个习惯,对改善关节紊乱是有益处的。考前压力这方面,需要自己适当调整。"

（商丽艳　袁卫军）

16. ＞摆脱不了的"臭鸡蛋"味

　　小雅最近有点烦心事:最近3个月她发现自己的嘴巴总是臭臭的,仔细一闻,有点像臭鸡蛋,而且感觉喉咙里一直有东西咽不下去。为此,小雅每次吃完饭都坚持刷牙,然而"臭鸡蛋"味总是如影随形,这可把小雅急坏了。

　　这天,小雅吃饭的时候害羞地问爸爸:"爸爸,为什么最近一段时间我的嘴巴里总是有臭鸡蛋的味道,而且喉咙里面也感觉不舒服呀?"

　　爸爸让小雅张开嘴,小雅:"啊——"

　　医生爸爸打开手电筒一看,发现小雅的扁桃体肥大,略红肿,仔细一看扁桃体附近还有一些黄黄的结石。爸爸说:"小雅,你这是扁桃体发炎,扁桃体发炎导致了扁桃体结石,口臭是因为扁桃体结石。你平时睡觉有打呼噜吗? 吞咽有影响吗?"小雅点了点头。爸爸摸了摸小雅的头:"小雅别怕,明天带你去医院检查一下,我们可能需要做一个小手术,切除扁桃体就好啦。"小雅一听紧张了起来:"爸爸,什么是慢性扁桃体炎啊?"

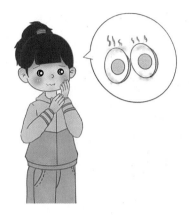

爸爸耐心地解答:"慢性扁桃体炎,咽痛至少 3 个月,且伴有扁桃体的炎症,是链球菌和葡萄球菌侵入扁桃体导致的。最常见的原因就是炎症反复的刺激,使扁桃体变大,看起来很明显。"

小雅又问道:"得了扁桃体炎我的嘴巴就会一直臭臭的吗?"

爸爸回答道:"这是慢性扁桃体炎其中的一个表现。平时扁桃体炎还可能导致感冒,发展成为急性扁桃体炎,小雅就会感到嗓子痛、嗓子痒,像有东西。如果扁桃体特别大,会出现呼吸不畅、睡眠打鼾等现象。如果扁桃体里的细菌、毒素跑到别的地方,就导致消化不良、头痛、乏力及低热。"

小雅若有所思:"没想到一个小小的扁桃体,竟然有这么多危害,那一定要接受手术吗?"

爸爸回答道:"慢性扁桃体炎是小雅你这个年龄段的常见病之一,不及时治疗的话,口臭可就无法祛除了。除此之外,慢性扁桃体炎还可引起心脏病、肾炎及长期低热等并发症。长期的上呼吸道不畅,会导致鸡胸、漏斗胸等,就不好看了。"爸爸接着又说道,扁桃体虽然是一个人体的免疫器官,起到一定的免疫作用,但如果有这些情况的话,就需要手术了:①扁桃体过度增生、肥大,出现睡觉打呼噜、张口呼吸的情况。②慢性扁桃体炎急性发作,每年在 5 次以上,有口臭的症状。③慢性扁桃体炎引起其他器官病变,如中耳炎、鼻窦炎、颌下淋巴结炎等。④慢性扁桃体炎引起全身病变,如风湿性关节炎、风湿热、心肌炎及肾炎等。⑤扁桃体多次发炎引起低热,但找不到其他原因。

小雅听完点了点头:"我明白慢性扁桃体炎是什么了,明天就和爸爸一起去医院检查。"

(孙音捷　袁卫军)

17. > 好朋友怎么有两个舌头

场景 1:学校里

小雅的同桌小洁最近很困扰,知道小雅的爸爸是口腔科医生,下课后她偷偷拉过小雅,问道:"我在刷牙的时候发现自己的舌头下面有一个小小的疙瘩,有的时候小疙瘩还会流出有点黄黄的半透明液体。最近天气冷了,我吃了几顿重庆火锅,我发现小疙瘩慢慢变大了,就像多长了一个舌头,小雅你快给我看看。"小雅一看:"你的舌头好像和我的不一样,这个我知道,爸爸也有长过,叫舌下腺囊肿。"

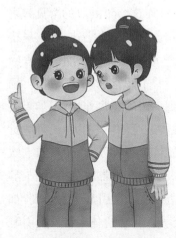

小洁问道:"什么是舌下腺囊肿啊?"小雅回答道:"见到好吃的,我们会不由自主地流口水。人体有三大唾液腺来产生口水,分别是腮腺、下颌下腺、舌下腺。而其中,因为舌下腺在最外面,最容易'罢工',形成囊肿,看起来就像两个舌头。"

小洁一听:"我怎么得了舌下腺囊肿,最近还长得越来越大了,我该怎么办啊?"着急地拉着小雅的手。

小雅安慰小洁,说道:"舌下腺囊肿需要去医院做一个手术,是切除囊肿后,摘除同侧舌下腺,以尽量避免小舌头再长出来。"小洁一听要做手术,更紧张了,小雅说道:"舌下腺囊肿手术现在很成熟的,不要太担心,小洁,你平时总喜欢吃辣的食物,这可不行,会刺激囊肿越长越大的。"

小洁:"我明白了,舌下腺囊肿一定要做手术吗? 我还是有点害怕。"小雅说道:"舌下腺囊肿虽然不痛不痒,但如果任由其发展,会越变越大,之后会引起吞咽、说话方面的障碍,甚至会影响到呼吸,还会引起感染和炎症,以后治疗就麻烦了。你不要害怕,明天我们一起去爸爸的医院看看吧。"

小洁委屈地点点头:"那好吧。"

场景 2:家中

小雅回到家里,和爸爸讲了小洁长了舌下腺囊肿的事情,爸爸表扬了小雅:"小雅真聪明,说的都是正确的,以后小雅也能成为一名优秀的医生!"小雅开心极了,问爸爸:"爸爸,那么我平时该怎么预防舌下腺囊肿呢?"爸爸讲道:"平时啊,我们要注意自己的口腔卫生,每天都要按时刷牙,如果口腔内有伤口,要及时处理,防止出现口腔感染。平时要少吃辛辣刺激的食物,避免口腔溃疡和炎症的发生,这样就能尽可能地避免舌下腺囊肿的发生啦。"小雅点了点头,又问道:"我和小洁平时都是小吃货。手术之后,小洁该怎么吃东西呢?"爸爸回答道:"首先,要注意饮食清淡,火锅可不能再贪食了,吃

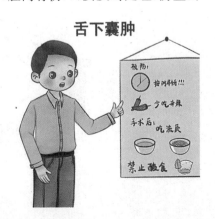

东西也不能太烫、太硬,会引起伤口疼痛和出血。手术之后 1 周内要吃一些软烂的半流质食物,比如鸡蛋羹、煮烂的面条、米粥等。还要注意少吃酸的食物,防止口水大量产生。"小雅听后说:"我明白了,爸爸,等小洁手术后,我给她带最喜欢的牛奶喝!"爸爸摸了摸小雅的头:"小雅真是个善良的好孩子!"

（孙音捷　袁卫军）

18. 姐姐学骑自行车摔倒了

场景 1:花园

小雅期末考试考了班级第一名,爸爸妈妈给她买了她一直想学的自行车。小雅开心地立刻就学了起来,没想到一不小心就摔倒了,左脸重重地磕在花坛上,磨破了一大片,瞬间流出了鲜血。小雅吓得哭了起来,急忙叫爸爸妈妈。

爸爸赶忙跑了过来,看到小雅摔倒在地,连忙询问小雅。小雅由于伤口疼痛,无法清晰地表达。爸爸检查了小雅的颈部及其头

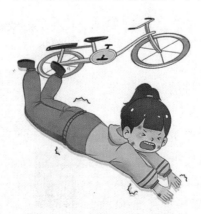

部,没有发现明显的外伤或血肿,问小雅:"小雅,你这些地方痛不痛啊? 还有别的地方痛吗?"小雅摇了摇头。爸爸赶忙取来家庭急救箱,使用生理盐水清洁伤口后,拿出了纱布压迫在伤口处,并使用绷带进行了简单的包扎,赶忙拨打了 120 送小雅到了医院。

场景 2:医院

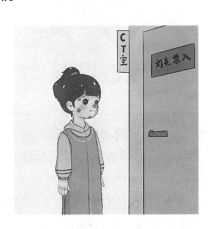

颌面 CT 显示:左下颌骨骨折,没有明显骨折片位移。经过病情观察和伤口处理后,医生给小雅装上了颌间牵引,之后小雅回到了家中。

场景 3:家中

回到家中,妈妈依旧心有余悸,问道爸爸:"以后孩子万一又摔倒了,脸上受伤了,我该怎么办呀? 也可以教教我吗?"爸爸安慰妈妈:"现在已经没事了,不要太担心,平时如果再遇到孩子发生这样的情况,首先要快速判断有没有神志不清、头颈背部受伤的情况,如果有,不能随意移动,赶紧呼叫 120。"

"如果没有这些情况,那么我们需要给孩子进行止血处理,对于大面积的出血可以清洁完受伤的地方后用纱布加压包扎止血,并用手指压迫颞浅动脉,就像这样。最重要的还是要保证孩子呼

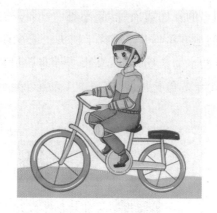

吸通畅。如果孩子口腔内出现大量血液,要帮助她平卧在平地上,头偏向一侧,清理口腔内的血液、分泌物,防止窒息。"妈妈听完,认真地用笔记了下来:"刚刚看到你用绷带给小雅进行包扎,可以教教我吗?"爸爸:"可以的,常见的家庭简单包扎方法有两种,分别为四尾带包扎法和十字绷带包扎法,很简单,我来教你。"

小雅这时走了过来:"爸爸,为什么脸上受伤,我出了这么多血,可把我吓坏了。"爸爸说道:"小雅别害怕,我们脸上的血流丰富,有很多的血管,如果有外伤,出血就会比较多。小雅你这属于静脉出血,血液是暗红的、缓慢涌出的;如果是鲜红色的、喷出的血液,那就比较严重了,属于动脉出血。以后小雅骑车一定要小心,戴好防护用品。"小雅点了点头:"谢谢爸爸,以后骑车我一定注意安全。"

勇敢的小雅没有因为摔倒而害怕骑车,在爸爸的建议下,小雅戴上了防护头盔和护膝、护肘,在安全的防护之下,终于学会了骑自行车。

(孙音捷 袁卫军)

19. > 姐姐的脸肿起来了——急性根尖周炎

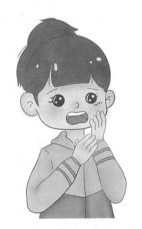

小雅的暑假生活即将结束，这几天，小雅吃东西总觉得牙齿不舒服。开学的前一天晚上，小雅因为牙齿痛，一宿没睡好。第二天早晨，妈妈眼见上学时间要到了，小雅还没有出来吃早饭，忙让妹妹豆豆去叫姐姐，不一会儿就传来豆豆的呼叫声："妈妈，妈妈，姐姐的脸肿起来了。"妈妈急急跑进小雅的房间，只见小雅面露痛苦，一半的脸肿得眼睛都变小了。小雅闷闷地说："我牙疼了一个晚上，感觉还有点发烧，爸爸呢？""你爸爸已经去医院上班了，我打电话到学校帮你请个假，然后带你去医院看下吧。"

到了口腔门诊，医生一看小雅的情况，问了小雅牙痛的症状、日常的饮食习惯，以及牙齿是否受过外伤等，检查了一下牙齿，便让妈妈先陪着小雅去拍牙片。拍片回来，便看见口腔医生正在和小雅爸爸聊小雅的牙齿问题。原来小雅的牙齿是根尖周炎急性发作了，甚至还引起了间隙感染。由于小雅平时喜欢吃饼干等零食，又不注意口腔卫生，原本很早就发现了蛀牙也不愿意及时就医，已深入牙髓引起牙髓发炎，炎症又向根尖周围组织扩展，导致急性根尖周炎的发生。

"这次可要抽牙神经了。"医生对小雅说道，随即就开启了小雅第一次根管治疗的历程。

一旁的助手看到小雅爸爸也是一位医生，便开始滔滔不绝地传授起专业知识："急性根尖周炎是发生于牙根尖周围的局限性炎症，以剧烈的持续性自发痛和咬合痛为特征，多数是慢性根尖周炎的急性发作。患牙疼痛的特征从初期的轻微痛，逐渐发展到自发性、持续性剧烈跳痛，尤其是当发生急性化脓性根尖周炎时，炎症扩散到了颌面部相应的组织间隙，造成间隙感染，就可能发生颌面部肿胀现象，有时还会伴有白细胞增多、所属淋巴结肿大、体温升高等全身症状。此时必须马上处理，首先是开髓、开放引流，然后根管内会放置药物并进行消毒，等炎症消退后，再进行充填、修复。除了局部治疗之外，可能还要全身治疗，通常需要静脉输液，或者是口服抗生素等。"

几分钟后，小雅的第一次治疗就结束了，医生开了抗生素，让小雅回去按时吃药，并约了复诊时间。复诊治疗后，小雅的那颗牙齿补好了，还套上了一个牙冠。医生提醒小雅日常一定要注意个人口腔卫生，改变不良饮食习惯，少食含糖饮料及零食。

牙医提醒：定期进行口腔检查，牙齿问题要早发现、早诊治。尤其是当出现牙髓炎或根尖周炎时，需积极就医治疗。进行根管治疗后的牙齿，要尽早进行冠修复，因为根管治疗后的牙齿没有了牙神经，牙齿失去了营养供给，便会变得比较脆弱，咬较坚硬的食物可能会出现崩裂的现象，使用冠修复则可以起到保护作用。

（丁 琴 袁卫军）

20. 螃蟹在啃我的牙——牙隐裂

秋风起，蟹脚肥，菊花开，闻蟹来。转眼又到了吃螃蟹的季节，小雅可是家中最喜欢吃蟹的孩子。爸爸江医生下班，顺便买了几只体大膘肥、青壳白肚的大闸蟹回来。餐桌上,妈妈端上了一盘色泽橙黄的清蒸螃蟹,小雅等的已是垂涎欲滴,妈妈疼爱地递给她一只最大的,在旁的爸爸笑着提醒小雅妈妈:"那个吃蟹的工具在吗,还是要用下吧。"妈妈:"哦,我找找。"小雅忙说:"你们用,我吃蟹最厉害,不用不用。"说着便直接上

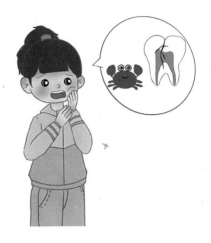

牙啃了,边吃还不时夸着这蟹肉的美味,爸爸也打趣着吟上了二句螃蟹诗:"通体红红增食欲,秋时蟹肉特新鲜。"欢快的就餐氛围被小雅突然"啊"的一声打破了,只见小雅一手拿着一只蟹脚,一手捂住了右边的脸颊,妈妈忙问:"怎么啦?""咬到牙了,牙好痛。"小雅哭丧着脸,张开嘴巴,指着右上的一颗后牙说道。豆豆也凑热闹叫了起来:"螃蟹在啃姐姐的牙咯。"爸爸仔细看了看小雅的牙齿说道:"要赶紧帮你预约一下了,明天我们去看口腔科。"

　　到了医院的口腔门诊,医生了解了小雅的病史之后让她躺在了牙椅上,小雅配合地张着嘴巴,医生用牙科工具在小雅的牙齿上进行了一系列检查。当医生轻轻叩击牙齿时,小雅痛苦地叫了起来,于是医生让护士带小雅先去拍张小牙片,随即向爸爸说道:"这个季节,因为吃蟹,导致牙齿折裂的患者可不在少数,怎么小雅同学也中招了呢,看你这爸爸当得。"爸爸无奈地摇摇头,这时小雅拍好牙片回来了,医生告诉小雅爸爸:"小雅的牙齿这次出现了隐裂,幸好还没完全裂开,但是治疗比较复杂,可以先保守治疗试试,不排除后期要根管治疗,甚至可能进一步发展到需要拔除。"好奇心强的小雅忍不住问医生,为什么我小小年纪牙齿就裂开了呢? 这

时正好病人都看完了,医生笑着指着一副牙齿的图片对小雅说: "那我来给你科普一下吧。"

"牙齿并非大家想象中那么坚硬无比,当我们的牙齿承受了不 该承受之重,比如咬大闸蟹、咬小核桃或者拿牙齿开瓶盖等,就有 可能让我们的牙齿发生咬合创伤。牙齿隐裂就是其中的一种,即 牙冠表面出现非生理性细小裂纹,常不易被发现。但牙齿表面一 旦有裂纹,会对冷热刺激较为敏感,裂纹较深时对冷热刺激会产生 过敏性疼痛,严重时,还会出现剧烈、持久、难以忍受的疼痛。隐裂 的牙齿还会有发生劈裂的风险。牙齿隐裂多见于后牙。"

"那发生牙齿隐裂该怎么办呢?"小雅忍不住问道。医生继续 解释道:"牙齿隐裂的治疗方法,主要取决于牙齿隐裂的程度。早 期的牙齿隐裂局限于牙釉质,患者没有主观的症状,可不行处理或 调整咬合,定期观察。如果隐裂纹达到牙本质浅层或者中层,引起 患者的咬物不适或冷热刺激痛,可以磨除隐裂纹并做树脂充填;如 果隐裂纹继续加重且出现牙髓炎的症状,就要做根管治疗,然后再 做全冠修复;如果发生了牙体劈裂,即牙齿从牙冠向牙根方向纵 折,一分为二达到根尖区,这种情况下就需要拔牙了。当然,所有 的治疗都是滞后且被动的,唯有积极防范才是上策。改变口腔不 良咀嚼习惯,不咀嚼过硬的食物,比如吃大闸蟹时还是依靠专用的 工具,这样既可以品尝到大闸蟹的美味,又可以预防对牙齿造成 损伤。

牙医提醒:引起牙隐裂的原因除了不良咀嚼习惯,还有很多, 比如牙齿本身的发育、结构问题,牙尖斜度大等生物力学因素等, 因此一定要定期做口腔检查,及时发现问题,消除危险因素。

(丁 琴 袁卫军)

21. 牙齿"保护罩"——运动防护牙托

学校的操场上，一场足球赛刚结束，小雅的同学小乐就被一群同学围着，大家好奇小乐今天戴的牙套很特别，都想看看。小乐之前因为牙齿外伤后有一段时间没踢球了，这次重返球场，又受到同学们这么热烈的关注，很是开心。他从口中取下一副牙套，兴奋地说："这是运动防护牙托，戴着它，我感觉跑起来更安全，哈哈。"这时值勤的卫生老师走了过来，同学们又围着老师问道："什么是防护牙套，和电视里的拳击手戴的是一样的吗？"

卫生老师介绍道：防护牙托是 20 世纪五六十年代在欧美一些国家兴起的，后来防护牙托的使用从竞技体育逐渐推广到学校体育及日常游戏、体育运动之中，对专业运动员及经常参加体育活动的青少年防止牙齿运动创伤起到了重要的作用。我们经常看到的拳击运动员口中戴的那个厚实的护具，就是运动防护牙托。

据统计，牙齿外伤中 2/3 是交通事故、意外跌倒等原因所致，而剩余的 1/3 是在体育运动及游戏的过程中发生的。对青少年来说，运动导致的前牙外伤发生率较高，尤其上颌门牙是口腔中最"脆弱"的部分，非常容易受伤，一旦受损，多表现为牙折断、牙脱出等。尽管现代口腔诊疗技术已经达到较高的水平，但外伤牙的修复从某种程度而言还是无法媲美原来真牙完好无缺的效果。严重的牙外伤甚至还会

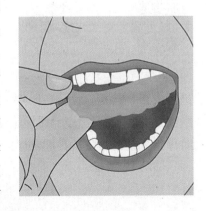

第三章 青少年期

133

让我们的牙齿"提前退役",不仅会对美观、咀嚼、发音造成影响,甚至对青少年的身心发育都可能带来严重的影响。因此,牙齿外伤的预防就具有重要的意义。

"老师,那么什么是运动防护牙托?"一位同学好奇地问道。

老师解释道:运动防护牙托是一种弹性片状减震装置,覆盖并包裹在牙齿、牙龈,以及牙槽骨上,用于隔绝上下颌牙齿、牙齿与面颊等组织,是具有力量传导与再分配作用的防护器具,能在运动中保护牙齿及周围组织和颌骨。现在已有一些专业医疗机构在防护牙托的制作方面,会考虑适合个人牙弓形态的定制式防护牙托,制作前先获取个体牙列模型,再根据年龄、运动类型、运动对抗程度、自身牙齿条件、个人喜好等不同情况进行设计,制作后佩戴使用,具有更强的防护效能。

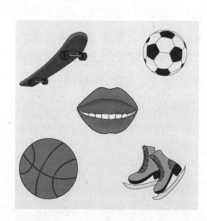

老师提醒小乐:防护牙托使用前可先将牙托浸湿以增强吸附力,有助于牙托在口腔中的固位。使用完毕后认真清洁,并置于清水中保存,禁止高温消毒。当牙颌明显发育变化,或牙托重度磨耗及材料变硬时,需更换牙托。

牙医建议:牙齿外伤后的修复不如防范重要,青少年在进行滑板、滑轮等高速、高风险运动,以及篮球、足球、滑冰等容易跌倒、被撞击的高强度对抗性运动及项目时使用适宜的防护牙托,对牙齿外伤的预防具有重要意义。

(丁　琴　袁卫军)

22. ＞ 牙齿的噩梦——牙齿全脱出

小雅的爸爸江医生在午休时间接到小雅的电话,就急忙往口腔急诊跑去。原来今天小雅作为啦啦队员去参加学校的一场球赛,她的同学小苏不慎被球打中,一颗门牙当场掉了出来,小雅这是帮同学求助来了。听着手机内传出的女儿同学略带哭腔的声音,爸爸先是安慰小苏,让他冷静,并嘱咐小

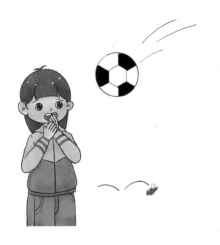

雅尽快帮同学找到那颗掉落的牙齿,用随身带的矿泉水简单冲洗下,塞入同学的牙槽窝内,实在不行,买瓶冷的鲜牛奶,把脱落的牙齿泡在牛奶内,尽快叫车来医院。

江医生到达口腔急诊时,口腔医生已经在帮小苏固定那颗全脱出的牙齿。小雅一看到爸爸,立马迎了过去,不停地问:"爸爸,要不要紧,当时好吓人啊,全是血,简直就是一场噩梦。"一看到江医生来询问小苏同学的情况,口腔急诊医生说道:"幸亏现场处理得比较得当,还好有专业人士指点啊。"

江爸爸陪着小雅到诊室外等候,诊室外的宣教屏正在播放牙外伤的科普视频。爸爸让小雅认真学习,回去也可以帮助同学普及牙外伤的知识。

牙外伤是指牙齿受到各种机械外力作用所发生的牙周组织、牙髓组织和牙体硬组织的急剧损伤。常见的有牙齿松动、牙齿折

断、牙齿脱位等。牙齿脱位性的损伤可以分为牙齿震荡、亚脱位、牙齿部分脱出、牙齿侧方移位、牙齿挫入和全脱出。牙齿震荡是单纯牙齿支持组织损伤，通常没有异常的松动或移位；亚脱位也是牙周支持组织的损伤，牙齿常常有松动，但没有位置的改变；牙齿部分脱出是指牙齿向牙冠方向部分脱出牙槽窝，有明显的伸长；牙齿侧方移位是指牙齿发生唇舌方向或近远中方向的移位；牙齿挫入则是牙齿嵌入牙槽窝中，向根方移位，挫入的牙常常比两边相邻的牙齿短；全脱出则是牙齿受到外力完全脱出牙槽骨，是最严重的一种牙齿损伤。

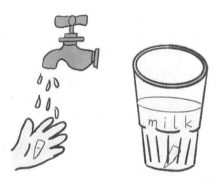

爸爸陪着小雅边结合视频边解说，引得另外两位同学也参与进来。"一旦发生牙齿全脱出，现场处置很关键，应尽快找到脱落的牙齿，手持牙齿冠部，用冷水简单冲洗干净，不要触碰牙根，尽快尝试将脱落的牙齿放回牙槽窝中，并轻咬棉花、纱布、手绢等使其固定，防止患牙再次脱落，造成误吞或窒息。如无法放入牙槽窝，也应湿润保存，尽快将牙齿泡在冷牛奶、生理盐水或唾液中；千万不要擦干、晾干或用纸巾包着干燥保存，并且要尽快到医院就诊！全脱出的牙齿是可以再植的，时间是再植成功的关键；但完全脱落的乳牙一般不再植。"那如果牙齿只是折断呢？"小雅问道。"牙齿折断，也要尽量找到牙齿断片，放在牛奶、生理盐水中保存并及时就医。牙医会根据牙外伤的情况采取不同的应急处理及治疗方法，包括修复牙冠形态、牙髓治疗、牙齿固定等。"

牙医提醒：一旦发生牙外伤，无论是乳牙还是恒牙，牙齿折断还是牙齿脱落,抑或是自觉无明显异常,都应在外伤后尽早就医。如果牙外伤伴随着头面部的损伤,需要注意是否有头昏、头痛、恶心、呕吐等症状,是否能够回忆起摔伤时的状况,走路、活动是否受到影响,是否有躯体骨折或者创口大量出血等。如有上述症状,医生会暂缓口腔治疗,优先处理更紧急的全身情况。

牙医建议:儿童和青少年是牙外伤的高发人群,预防牙外伤,首先要提高学校师生、家长对牙外伤的认知水平,增强防护意识。

(丁 琴 袁卫军)

23. 长白垩斑的牙——牙齿脱矿,龋齿早期征兆

今天小雅同学的心情犹如过山车,矫正的牙齿总算可以摘除牙套了,可是喜悦的心情在牙套摘下的下一刻就被另一个烦恼给占据了:牙齿是整齐了,牙面上却出现了许多形态不规则的小白斑,就像岩石被风化一样。陪伴在旁的妈妈着急地问医生:"这牙齿又出啥问题了?"

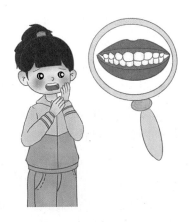

"小雅牙面上出现的这种白色斑纹,在医学上被称为脱矿。由于进食后没有及时进行口腔清洁,牙菌斑堆积在牙齿表面,遇见含有糖分的食物残渣,产生了反应,慢慢地腐蚀牙釉质,牙釉质出现了脱矿,就会导致牙面上白垩色斑纹的产生,这往往也是龋齿形成

前的征兆。"

"那是不是做矫正就会发生牙齿脱矿呢?"妈妈问道。

"脱矿可能会发生在所有口腔清洁不佳的人身上。当然,做矫正的人比普通人的牙更容易脱矿。一方面是固定矫正器需要与牙面紧密贴合,治疗过程中易与牙面发生物理摩擦、化学反应等,引起牙面的脱矿;另一方面,固定矫正器的托槽、钢丝等装置增加了清洁的难度,食物残留会导致牙菌斑的发生,而牙菌斑在生长繁殖过程中会产生酸性代谢产物,破坏牙面的生态平衡,继而引起脱矿。"

小雅听了,忍不住问道:"我同学佩戴的是隐形牙套,也会发生脱矿吗?""当然,如果清洁不到位也会因牙齿脱矿产生白垩色斑纹,所以矫治期间一定要做好口腔清洁。尤其是要少喝碳酸饮料,这些饮料含有有机酸,会分解钙质,进而侵蚀牙齿,造成牙齿脱矿。同时少吃、少喝含蔗糖的食物或饮料"。

妈妈边安慰着小雅,边问医生:"那这难看的白斑,能处理掉吗?"医生解释道:"不用太担心,我们有很多方法可以处理脱矿的牙齿。脱矿的早期,牙齿颜色虽有些改变,但形态没有缺损。我们口腔中的唾液本就含有钙、磷等矿物质,可以帮助牙齿再次矿化。氟化物(如涂氟)也可以帮助牙齿再次矿化,因为氟化物具有促进釉质再矿化、防龋、抑龋的作用。不过,如果脱矿情况严重,出现牙体组织的缺损时,就要对牙齿进行修补,比如树脂修复、树脂贴面、瓷贴面等。"

牙医提醒:矫正期间一定要好好刷牙,避免发生牙齿脱矿,确保在矫正完后拥有一口整齐健康的牙齿。当然牙齿出现白垩斑纹还有其他原因,除了是牙齿脱矿、龋齿的早期征兆外,还有可能是氟斑牙、牙釉质发育不全以及细菌感染等原因导致。因此发现牙齿有白色的斑块,应及时去医院就诊,在医师指导下进行治疗,以免耽误病情。

（丁　琴　袁卫军）

24. > 都是舌头惹的祸

"砰砰砰…砰砰砰…小雅爸爸您在家吗?"伴随着一阵急促的敲门声,江医生立刻从书房赶来,推开门后,只见邻居小美(小雅的同班同学)一边捂着嘴巴,一边泣不成声:"江……江叔叔,呜呜呜……我的牙它一直在流血……"小美妈妈站在一旁心急如焚地解释道:"这不前天带她去拔了颗牙,这两天吐口水总带点血丝,我也没放心上,直到刚才她和我说拔牙的位置有鲜血渗出,我担心是不是有什么问题,就想着赶紧来找您帮忙看看。"

那么拔牙后出血是正常的吗? 首先要告诉大家的是,拔牙后少量出血属正常现象。这是因为拔牙后会留下一个骨性创面,而骨头里边也是有血管的,所以会渗血;由于创面较大,止血会更慢一些。因此拔牙术后1~2日若唾液中带有少量血丝是正常现象,不用担心。其次,如果是拔牙后有活动性出血,且出血量较多,应马上就诊,请医生妥善处理。正常在出血的地方放置止血材料,然后再咬住纱布30分钟,出血即可停止。最后是由全身因素引起的出血,如有凝血功能障碍的患者应提高警惕,必要时应联合内科医生,进一步诊治。

因此小美前两天吐口水时总带点血丝是正常的,但是为什么伤口会突然渗出鲜血呢? 经过江医生一番详细的了解和检查,原来拔牙后的这些天,小美竟养成了一个"爱好",那就是舔牙洞! 每日时不时就忍不住去舔一下伤口,一不小心把伤口上的血凝块给

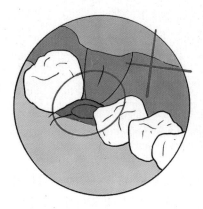

舔掉了,这才破坏了伤口的愈合,造成再次出血,这一切竟是舌头惹的祸!那么拔牙后我们应该注意些什么,如何避免伤口出血呢?

(1)拔牙后30分钟内咬紧纱布或棉花,不要乱动嘴巴、不要说话,目的是起到压迫止血的作用。

(2)别用舌头舔或吮吸伤口:良好的血凝块是拔牙创口正常愈合、避免感染的重要条件。因此,拔牙后24小时后方可轻轻刷牙、漱口,不要经常用舌头舔伤口,以免破坏血凝块导致再次出血。1个月内饭后使用漱口水清理食物残渣,避免继发感染。

(3)避免吃过热及辛辣刺激的食物:拔牙后2小时可以进食温凉的流质或半流质如粥、牛奶等,当天避免用患侧咀嚼。伤口愈合前,避免进食过热及辛辣刺激的食物,以免加剧疼痛和延长伤口的痊愈期。

(4)尽量不要将血水吐出:拔牙后口腔内的血水可以咽下或略微张开嘴巴让它自然流出,然后用干净的纸巾或毛巾擦拭,用力吐口水的动作可能会破坏已经形成的血凝块。

(5)注意休息,避免剧烈运动:拔牙当天及次日注意保证充足的休息,避免剧烈运动;有出血倾向的患者,避免平躺,可取半卧位,减少头面部回血量。

(6)警惕干槽症的发生:拔牙2~3天后突然出现剧烈疼痛,且疼痛向头顶、耳朵、下巴放射,口服止痛药无效,伴明显口臭,这可能是出现了拔牙后急性感染,即"干槽症",需尽快治疗。预防干槽症,保护血凝块是重点,因此还需做好以上5点。

全生命周期口腔健康养护

最后江医生提醒小美道："拔牙事虽小,知识可不少! 这小小的舌头差点酿成了大祸,以后可千万注意了!"

(夏　滴　袁卫军)

25. > 姐姐的"大小脸"

小丽从小就长得像洋娃娃,仗着周围人溺爱,吃起最爱的甜食来毫无顾忌,所以蛀牙的问题一直困扰着她,常常牙疼。这天爱臭美的她照镜子,突然发现怎么脸一边大一边小,着急地哭了。于是妈妈赶紧带她来找口腔科医生小雅爸爸看看。江医生仔细检查了小丽的口腔情况,问小丽最近有没有牙齿不舒服,小丽回忆道:"都没有什么特殊的,蛀牙也都修补好了,怎么会这样?! 会不会以后越来越丑?"江医生又问小丽平时吃饭的时候用哪一侧咀嚼,小丽不明所以说:"难道不是两边吗? 等等,好像是右边多吧。我想起来了,左边的牙齿好多蛀牙,总是要去医院治疗,所以就习惯用右边了。"

江医生告诉小丽,她的"大小脸"可能是偏侧咀嚼导致的。偏侧咀嚼指的是生理或心理上习惯于只用一侧牙齿嚼东西,而另一侧则弃之不用的不良口腔习惯,在青少年中较为常见。造成偏侧咀嚼可能的原因有:①乳牙脱落后,一侧没有牙齿咬东西;②一侧蛀牙或塞牙没有及时治疗,吃东西时疼痛或不适;③一侧黏膜长了口腔溃疡;④一侧咀嚼不便,使不上劲;⑤无意识的习惯。

日常生活中如果我们没有重视这个问题,本能地选择只用健康的一侧进食,时间久了,就会不自觉地养成偏侧咀嚼的不良习惯。偏侧咀嚼与口腔系统常见病的发病以及颌面部形态结构密切相关,牙齿咬合与颌面部的生长发育相互影响、相互制约,因此长期的不良习惯不仅会影响口腔健康,还会导致脸型不协调,影响美观。

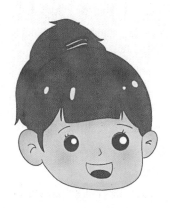

偏侧咀嚼的危害有:①错𬌗畸形、咬合关系紊乱:指我们平时所说的牙齿不齐、小虎牙、龅牙、地包天等;②面部发育不对称:如果只用一侧牙齿咀嚼食物,这一侧面部的咬肌就会较为发达,造成脸部不对称;③易发龋齿和牙龈炎:不用的一侧牙齿因长期缺乏食物摩擦,易造成齿间堆积大量牙垢和牙结石,容易发生龋齿,引起牙龈炎症;④牙齿磨耗严重:一侧牙齿由于长期过度负荷导致磨损严重,遇到冷、热、酸、甜的食物时会出现酸痛等症状;⑤颞颌关节病:长期咀嚼侧关节运动量过大,负担加重,导致颞颌关节在张、闭嘴时出现弹响并伴有疼痛等症状;⑥胃病:偏侧咀嚼一般不能充分磨细食物,从而增加了胃的负担,导致胃病。

在日常生活中,如果发现孩子有偏侧咀嚼的不良习惯,应及时督促、引导孩子养成双侧交替咀嚼的健康口腔习惯,并且至少每年进行1次口腔检查,发现口腔健康问题,应早治疗、早干预,去除偏侧咀嚼的诱因,从源头防止坏习惯的发生。小丽"大小脸"的问题发现早,且小丽还处于生长发育期,及时纠正偏侧咀嚼,日后面部不对称的情况会有所好转。

小丽看着镜子中"大小脸"的自己,暗自下定决心:"我一定改掉偏侧咀嚼的坏习惯,养成双侧交替咀嚼的好习惯,重视口腔健康。"

（孙明媛　袁卫军）

26. > 姐姐睡觉牙齿"咯吱咯吱"响

今天去游乐场玩得忘乎所以,姐妹俩都兴奋极了,妹妹吵着要跟妈妈和姐姐一起睡,母女三人很快就睡着了。夜深人静,传来了"咯吱咯吱"的声音,妈妈以为有老鼠,惊醒了,细细一听,"咯吱咯吱"的声音居然是姐姐发出来的!这时候妹妹也被吵醒了,发现姐姐的嘴巴

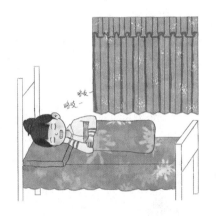

还在动,妹妹害怕极了:"妈妈,姐姐怎么了?"哇的一下,妹妹哭出来了,把姐姐也惊醒了:"妈妈,妹妹哭啥呀?"姐姐一脸的莫名其妙。妈妈哄妹妹不哭了,告诉姐姐是因为她睡觉磨牙吓到妹妹了。姐姐就更奇怪了,问妈妈:"什么是磨牙啊?磨牙很吓人吗?为什么我会磨牙,妹妹不会?"

妈妈耐心地解释道:"磨牙是人在非生理状态下咀嚼肌产生不自主地收缩,使上下牙齿紧紧咬在一起滑动而发出声响。磨牙主要有两种表现,一是牙齿经常无意识地相互磨动,发出'咯吱咯吱'的声响;二是牙齿时常处于紧咬状态,不发生磨动,一副咬牙切齿的样子。"

姐姐今天可能是长时间处于高度兴奋中,心理因素导致的各种情绪在睡眠状态无意识地表现出来,就会出现磨牙这种情况。同时也有可能是姐姐最近换牙,缺牙导致咬合障碍,在深睡眠时身体就会潜意识地增加下颌运动,通过摩擦牙齿这个自纠性动作,以

求达到咬合平衡,也就出现了磨牙。还有可能就是姐姐体内有寄生虫、缺微量元素,或者胃肠功能紊乱,甚至是遗传因素导致的磨牙。

"妈妈,那姐姐磨牙会把牙齿磨平吗? 姐姐以后还会有牙齿吗? 姐姐以后怎样才能不磨牙啊?"妹妹担心极了!

"由于磨牙时口腔内没有食物缓冲,牙齿直接相互摩擦,极易造成牙齿的过度磨损,导致牙表面沟隙变浅、牙齿磨耗、牙敏感等问题,会引起下颌疲劳或头痛,造成精神负担。另外,长时间的过度磨牙还有可能会导致颞下颌关节病变。宝贝们也不要太担心,磨牙也是可以治疗的。"妈妈耐心地安抚两个小宝贝。

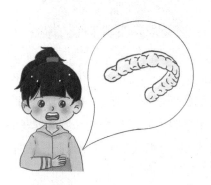

磨牙有很多种治疗方法,如心理治疗、肌肉松弛治疗、睡眠中唤醒刺激疗法、肠道驱虫治疗、纠正口腔不良习惯、调整咬合治疗、咬合板治疗等。

目前缓解夜磨牙的主要方式是佩戴磨牙垫、咬合板,一方面可减轻磨牙对牙齿咬合面带来的损耗,另一方面可以调整肌肉的紧张度,将上下牙列隔开,让肌肉更放松,可以减少磨牙的发生。

"姐姐别担心,改天妈妈带你到医院检查一下,排除牙体牙周问题,夜磨牙如果涉及肌肉或关节问题是需要去口腔外科进一步治疗的。我们放松心态,标本兼治,防治结合,消除病因,减少损害。"

(何美娟 袁卫军)

27. > 爸爸，我什么时候能摘下牙套

最近江医生下班时发现姐姐小雅总是闷闷不乐的，给她买喜欢的课外书兴致也不高，江医生想有必要跟姐姐来一次心理交流了。

趁着周末，江医生带姐姐去了迪士尼，姐姐玩得很开心，中午吃饭的时候，爸爸看时机到了，就问姐姐："宝宝，爸爸看你最近好像有心事，能跟爸爸说说是什么事让你困扰吗？"姐姐说道："爸爸，当时我戴牙套的时候

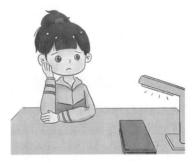

您跟我说牙套会让我变漂亮，可是这都快一年了，我没有感觉自己变美了，反而牙套让我都不敢笑了，有同学嘲笑我是'钢牙妹'，我什么时候能摘下牙套，什么时候能变美啊，我很不喜欢现在的样

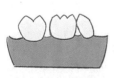

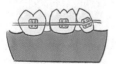

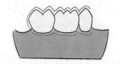

子。"爸爸听了笑道："原来是这个问题啊，怪爸爸当时没跟你说清楚。正畸治疗是一个比较漫长的过程，一般需要两年左右的时间，这个过程是让人很痛苦，爸爸的很多病人也跟我反映过，有的说吃东西不方便，每次吃完都要刷牙；有的说不敢咧嘴笑，不敢照镜子等。可是爸爸会跟他们说这个过程是值得的，只要坚持过去了，就会有意想不到的收获。你也一样，等摘了牙套，你就会发现自己发生了很大的变化。"小雅说："我同学一年半就摘牙

套了,我需要两年的时间吗?"爸爸说道:"每个人的牙齿的情况是不一样的,需要正畸的情况包括牙齿拥挤、'地包天'、牙齿缝隙过宽、龅牙等。正畸的最佳年龄一般在恒牙完全长出以后,即 12～14 岁。针对不同的牙齿情况,医生制定的正畸方案也不一样,所以时间也不一样,在这个过程中需要积极配合医生,保持心情开朗,不要着急,也不需要去跟同学比较。"小雅听了说:"好吧,那我摘了牙套以后就彻底解放了吗?"爸爸答道:"也不能这样说,摘下牙套以后还需要佩戴牙齿保持器,一般来说治疗结束的前一年都需要全天佩戴保持器,之后根据医生的建议逐步减少佩戴保持器的时间,如果不好好佩戴的话是有可能导致复发的哦。不过保持器一般都是透明的,会比钢牙好看很多。爸爸相信你现在都能坚持下来,后面肯定没问题的。"小雅感受到了爸爸的理解和鼓励,瞬间对自己又充满了信心了,她跟江医生说道:"爸爸,我一定会好好配合的,等我变美以后我要拍很多美美的照片。"江医生笑道:"孩子,自信的人最美,无论你现在是什么状态,你一定不能自卑,要大胆地笑,美在于心,我的女儿无论什么时候在爸爸眼里都是最美的。"

（郑佳丽　袁卫军）

28. ▷ 姐姐变成大嘴巴

今天是一个阳光明媚的周末,江医生很早就起床了,准备带孩子们去附近公园露营。江医生准备了丰盛的早餐,大家都开心地坐在了餐桌旁,可迟迟未见姐姐小雅的身影。以前每次要出去玩姐姐都是第一个起床,迫不及待地要出发,今天的举动让爸爸感觉很奇怪。

爸爸来到了姐姐的房间，轻声唤姐姐："小雅，起床咯，我们吃完早餐就出去玩了。"姐姐低声回应："爸爸，我好难受，我的脸好痛、好烫。"爸爸这才看清姐姐左边的脸颊已经肿得大大的，用耳温计量了体温 39.5℃。

爸爸以口腔科医生的经验，对姐姐初步做了检查以后判断姐姐为流行性腮腺炎。他先跟家里其他人做了解释，让弟弟妹妹尽量待在自己房间，暂时与姐姐避免接触，分开就餐。家里开窗通风。随后给姐姐拿了冰块物理降温，鼓励姐姐多喝水。喝了一杯牛奶后，姐姐又睡了一觉，江医生一直陪在姐姐身边。待姐姐睡醒后感觉好多了，她问江医生："爸爸，我怎么了？"爸爸跟小雅说："宝宝，你没事，你就是得了一种小朋友常见的流行病——流行性腮腺炎，你好好休息，多喝水，过几天就好了，爸爸已经帮你向老师请了假，我们等恢复了再去学校。"小雅问："爸爸，我是怎么会得这个病的呢？"爸爸回答道："流行性腮腺炎是一种急性呼吸道传播疾病，好发于儿童和青少年，以 1～15 岁儿童多见，尤其是 5～9 岁的儿童最为多见。它可以通过直接接触感染者的唾液传播、飞沫传播、

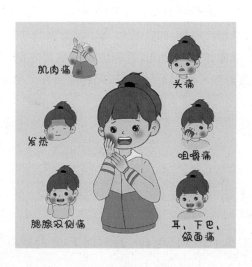

空气传播等,所以你在学校或者外面跟其他携带这个病毒的人说话或者吃饭都有可能感染。不过你别害怕,这个病得过一次以后基本上就不会再得了,爸爸小时候也得过,后面就再没有过。"

听爸爸这么说,小雅已经没那么害怕了,但是想到不能去学校上课,还是有点着急,接着问爸爸:"爸爸,这个病多长时间能恢复呢?"爸爸答道:"流行性腮腺炎引起的腮腺肿胀大多于1~3天达到高峰,持续4~5天逐渐消退,整个病程为10~14天。"小雅问道:"我除了脸肿、发烧,还可能会出现什么症状呢?"爸爸答道:"你还可能会出现头痛、咽痛、肌肉酸痛、不想吃东西等症状,不过都会慢慢恢复的,你别担心。如果症状严重的话可以吃点抗病毒的药,在这段时间你要注意口腔卫生,吃完东西以后要刷牙或漱口,进食以牛奶、果汁等流质或粥类,面条等半流质食物为主,避免进食酸性食物,并且要注意多休息。"小雅听了以后说:"听您这么说,这个病除了身体不舒服以外没有什么危害呢。"爸爸回:"那也不是这么说的,流行性腮腺炎还是有出现并发症的可能的,比如可能会发展为脑膜脑炎、耳聋,男生还可能出现睾丸炎等。所以对于该病还是需要积极防治,不能掉以轻心。"小雅听了说:"爸爸,我现在要休息了,我一定要赶快好起来,可不能出现你说的那些并发症。"爸爸笑着说:"嗯嗯,你先休息一会儿,爸爸去给你做好吃的,等你睡醒了就能吃了。"说着给小雅盖好了被子,轻轻地离开了房间。

(郑佳丽　袁卫军)

29. ＞ 正畸期间口腔溃疡让姐姐很痛苦

姐姐小雅戴上牙套已经有一段时间了,已经适应了有牙套的生活,可是戴牙套伴随的口腔溃疡让她很痛苦,每次吃东西都疼得龇牙咧嘴,以至于都不敢吃东西,人也消瘦了一些。妈妈看了很是心疼,向身为口腔医生的爸爸求助。

爸爸向妈妈解释道:"正畸后容易得溃疡主要有几个方面的原因。①个体差异:如果是溃疡体质,那么正畸后在牙套的刺激下很容易导致口腔溃疡复发,且有周期性、反复性等特点。②免疫性原因:当身体免疫力下降时,细菌感染的可能性也会增加,这时候即使是轻微的咬伤、刮伤也会演变为严重的口腔溃疡,且恢复速度很慢。③牙套刺激:嘴里突然多了一个原本不属于口腔的东西,会有短期的不适应,加上戴上牙套后牙齿不够灵活,一不小心就会咬伤舌头或者口腔黏膜,而且牙套上的结扎丝等容易扎到口腔黏膜,因此前期容易出现口腔溃疡,佩戴一段时间并适应后就会好转。④口腔卫生:金属托槽由于造型较为复杂,容易嵌顿食物残渣和软垢,如果口腔护理时清洁不够仔细,会造成细菌大量繁殖,引发炎症,也会导致口腔溃疡。"妈妈听了说道:"你说的这些原因我能理解,但是现在小雅这种情况要怎么缓解呢?"爸爸答道:"对于正畸后发生口腔溃疡的患者,正畸医生一般有以下几条建议。"

(1)鼓励患者少熬夜,避免过度劳累,让患者保持好心情,加强锻炼,提高免疫力。

(2)合理饮食:平时注意均衡饮食,不能挑食,可以多吃一些新鲜的水果和青菜,合理补充 B 族维生素、微量元素,平时家里做饭要清淡,尽量避免或者少吃辛辣刺激性食物,尤其是发作期更要注意清淡饮食。

(3)注重口腔卫生:个人口腔卫生状况差会增加口腔溃疡的风险,尤其是佩戴牙套后,口腔清洁难度加大,更要仔细地清洁。患上口腔溃疡之后就更要注意卫生了,细菌的残留会加重溃疡的病情。

(4)使用正畸保护蜡:正畸治疗的患者首先要选用舒适度更

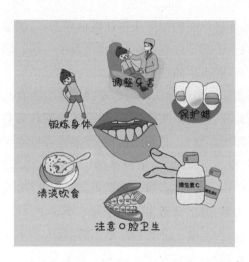

佳的金属托槽。如果是牙套的某些地方磨嘴,可以使用正畸保护蜡粘在托槽与口腔黏膜接触的地方,阻断矫治器和黏膜的摩擦,从而防止口腔溃疡。

（5）调整牙套:如果是牙套上的结扎丝等扎嘴,要让医生对矫正器进行调整。建议正畸一定要到正规医院进行,避免因正畸零件操作不当对口腔造成不必要的伤害。

（6）及时做消炎处理,情况严重要就医:情况不是很严重的话可以在溃疡部位涂抹西瓜霜之类的药物,然后再口服一些维生素 B_2、维生素 C 片。如果溃疡很严重,就要及时去医院检查,在医生的指导下治疗,以免加重病情。

爸爸继续补充道:"小雅正畸前就是溃疡体质,现在戴了牙套溃疡反复发作也是在意料之中,等她放学了我再帮她检查一下,做下调整,这几天我们就多给她做一些清淡的软食,多喝果汁,不要给她布置过多的课外作业,让她好好休息,过几天就会缓解的。"

（郑佳丽　袁卫军）

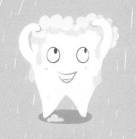

第四章
中青年期

1. 彻底治治我的这颗蛀牙吧！

晚饭后,爷爷奶奶拿着玩具逗着丁丁。江爸爸看着手机,小雅和豆豆在一边讨论起了今天的新闻。

妈妈默默地来到卫生间的镜子前,张开嘴,看了又看,自言自语道:"看不到呀!"然后妈妈一只手把嘴巴扒大,另一只手抠了抠感觉不舒服的那颗牙,又喃喃地说:"没见蛀牙呀! 怎么那么疼? 一定是累了,上火了。"说完洗漱后,早早上床睡觉了。

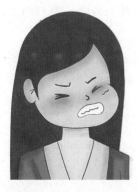

第二天,妈妈依旧不舒服,一直无精打采的。细心的爸爸发现了端倪,决定带妈妈去医院用专用器械检查。妈妈来到江爸爸的诊室。检查后发现,妈妈疼的这颗牙是后面的大牙,蛀的位置又是与后面挨着的那颗牙邻面位置,拍了牙片,发现根尖已经有炎症表现,必须要做根管治疗。

"根管治疗是什么?"妈妈问道。

江爸爸拿出牙齿模型向妈妈解释道:我们的牙齿由牙釉质、牙本质、牙髓组成。当发生龋齿后,造成细菌感染,细菌会通过牙髓,引发一系列疼痛,最终达到根尖部位;出现根尖炎症后,会出现咬合不适、疼痛,甚至有牙浮动、松动的感觉,牙龈会出现瘘管等。目前,根管治疗是根尖周炎最有效和彻底的治疗方法。需要把龋齿上的腐败物质及根管内大部分的感染物去除,然后充填根管,封闭冠部。

"最彻底的方法?"妈妈嘴里嘟囔着,"那做完根管治疗就一劳永逸了吗?"

江爸爸告诉妈妈:"一旦需要根管治疗,治疗后的牙齿会渐渐变脆,色泽也会变黑,因此我们需要做个牙套加以保护。当然更重要的是认真刷牙和定期复查,做好日常保养和维护,这样它才能陪我们一起慢慢变老。"

"好吧!那就彻底治治我的这颗蛀牙吧!"妈妈说着说着,从诊室的空气中不断地闻到一股口腔科独特的气味,突然脑中不断浮现出钻牙的镜头,脸上的肌肉变得僵硬,手也捏得更紧。这一切瞒不住爸爸,爸爸忙说:"是不是怕疼? 别害怕,我们在局部注射一些麻醉药,可以减轻不适的感觉,治疗完成后2个小时就可进食了。"

"太好了,晚上就能吃了,我们晚上吃麻辣火锅吧!"想到马上就不难受了,空空的肚子也闹得更凶了。

遗憾的是,爸爸紧接着嘱咐:"治疗期间应注意休息,避免过劳和剧烈运动。治疗后应避免进食较硬、过冷过热及辛辣刺激的食物。治疗后若出现轻微疼痛或咬合不适属于正常现象,可以观察。如出现发热或患牙剧烈肿痛应及时就诊。根管治疗通常需要就诊2~3次。第2次复诊需要封药,封药期间,不要用患牙咀嚼食物,刷牙动作要轻柔。"

虽然没有吃到麻辣火锅，但是，回家后妈妈的感觉好多了。医生还给他开了口服止疼药，以便在她疼痛时服用。但是，妈妈并没有出现明显的疼痛，所以也并未服用药物。江爸爸觉得妈妈的痛苦解除了，自己很开心。

之后妈妈每次去复诊，谨记爸爸的嘱咐，没有出现特别的不适，也没有出现临时充填物脱落的情况。

爸爸反复向妈妈强调，只有预防龋齿的发生，才能避免根尖周炎的发生。少吃糖分高的食物和饮料，保持口腔卫生，每半年进行一次全面的口腔检查，是避免龋齿发生的有效措施。

（张凌怡）

2. 可恶的口腔溃疡

傍晚时分，妈妈挎着包，迈着轻快的步伐走在回家的路上。"妈妈……"只听豆豆的声音从不远处传来。妈妈随即露出笑容，蹲下身来，展开双臂。豆豆也早就准备好了给妈妈的"见面礼"，边跑边嚷扑向妈妈。妈妈把豆豆揽在怀里，豆豆则在妈妈的脸上亲了一口。

没想到。妈妈的笑容却顿时消失，躲开了豆豆的小脸。豆豆并不罢休，不住地凑上小脸。不住嘻嘻地笑着，说道："别躲呀！我看你怎么逃。"

幸亏跟在身后的江爸爸及时赶到，抱住豆豆，看着捂着脸的妈妈，问道："怎么啦？哪里痛？等一下回家，我帮你看看吧！"

回到家，江爸爸检查了妈妈的口腔，没有发现有刺激到黏膜的尖锐的牙尖或伸长的牙齿。翻开妈妈的嘴唇，只见妈妈牙龈的黏膜上有 1 个 2 mm 左右的椭圆形凹陷,红红的,充血非常明显。"复发性阿弗他溃疡。"爸爸喃喃地说道,"复发性阿弗他溃疡也就是俗称的口腔溃疡。不用担心,它是自限性疾病,大部分 2 周内都会自行恢复。如果特别痛,可以用一些消炎、止痛的药物减轻疼痛,促进愈合。如果超过 2 周不愈合,才需要去医院检查。"

妈妈一脸沮丧地说:"又是溃疡! 简直是恶魔,总缠着我。累了,没睡好会发作;辣的吃多了,会发作;咬破了,别人第 2 天就长好了,可我的伤口就变成一个溃疡;月经期还会得溃疡。口腔溃疡的病因到底是什么呢?"

爸爸科普到:"复发性口腔溃疡的病因说法不一,有专家提出与遗传、环境、免疫相关,也有提出与激素变化、精神因素、营养及其他系统性疾病有关。每个人的个体差异也很明显。"

妈妈继续问道:"难道没有预防的办法了吗? 我长期使用漱口水是否能预防口腔溃疡?"

"有些漱口水有一定的抑菌作用,可以根据医嘱使用一些。但长期使用反而会引发口腔内正常菌群失调,更不能预防口腔溃疡的发生。"

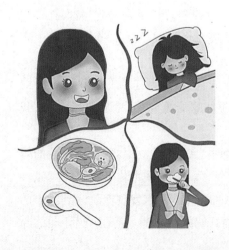

爸爸拍了拍无助的妈妈,说道:"无论病因是什么,如果经常复发,要多观察生活中的细节,多总结自己溃疡复发时的一些规律,先从养成良好的生活习惯入手:①强身健体,加强体育锻炼,能帮助我们的机体增加抵御能力。②中年人工作压力大,要善于舒缓压力,保持乐

观开朗,避免焦虑等不良情绪对自身的影响。③生活规律,劳逸结合,避免过劳、熬夜,尤其是保障充足的睡眠是非常重要的。④饮食方面营养均衡,多食富含维生素的水果蔬菜,宜清淡,避免辛辣刺激的饮食。你最爱的火锅还是要少吃。⑤适量补充维生素。⑥定期口腔检查,及时去除引起口腔黏膜损伤的因素,比如尖锐的牙尖、伸长的牙齿等,需要及时治疗。⑦保持良好的口腔卫生,刷牙时动作轻柔,避免暴力引起的损伤。"

听完后,妈妈站起身来,边走边说:"我马上就去吃水果。"

爸爸叫到:"良好的生活习惯的养成,可不是一时,需要坚持……"

(张凌怡)

3. > 拔牙小故事

江爸爸在等电梯时,老王也从家里走了出来,看着老王用手捂着脸,江爸爸就问道:"老王,你怎么啦?"老王说前几天用餐时突然咬到一块鸡骨头,以为没什么,但随着时间的推移反而越来越痛,东西都不能咬了,昨天一晚上被牙痛困扰到睡不着觉。江爸爸一听,说:"这也不能拖啊,你到我那去看看吧。"

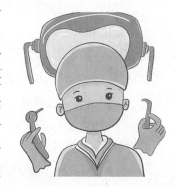

到了医院,江医生拿着镊子,对着老王说痛的那一边的牙,一个个检查了过来,并询问道:"这个痛吗?"老王说:"不痛。"江医生又说:"这个呢?"老王说:"有点。"江医生又叩击了旁边的牙,老王说:"也有点。"江医生再接着叩了叩旁边的牙,询问:"痛吗?"老王说不痛。江医生回到了前面老王说痛的两颗牙的地方,又一次叩击了起来。边叩击边和老王说:"哪个更痛?"老王说左边最里面一颗牙痛。江医生接着又用探针对着这颗牙的咬合面探了探,接着说道:"有很大一条裂缝。"之后江医生让老王去拍牙片,看着老王的片子,叹息地说道:"裂到牙根了,这牙保不住了,要拔。"

"哎,拔吧。"

"早饭吃了吗?"

"痛得哪还吃得下啊。"

"那不行,多少还是要吃点的。"

"我是真的不饿,太痛了,你快点拔吧。"

"还是要去吃点东西的,不然要低血糖的。到时候万一晕倒了,不是更危险。拔完牙,麻药还要一段时间才能过呢,会饿的,去买点吃好就过来。"20分钟后,老王又躺在了牙椅上。江医生打了麻药,拿着拔牙钳、牙挺,一会儿工夫就拔了下来。"来,你看一下啊,这就是你的牙,这里裂开了,裂到根了,看到了吗?"老王点了点头。

江医生接着和老王说:"有几点注意事项我跟你说一下。①嘴里的纱布要咬30分钟。拔牙后嘴里口水会比较多,尽量不要吐口水。这样做可能会把伤口上的血凝块吐掉,反而容易引起伤口无法止血。②拔牙术后2~3小时,不麻了可以吃东西、喝水,饮食需清淡、温软、半流质;忌烟酒,避免吃辛辣刺激、过热、过硬的食物;术后注意休息,避免熬夜、疲劳,避免进行剧烈运动。③拔牙术后24小时内不能刷牙、漱口,要保持伤口清洁,注意保护伤口。④拔牙术后24小时内口水含有少量血丝是正常现象,不必惊慌。⑤拔牙术后肿胀高峰期是24~48小时。术后会伴有疼痛。拔牙后3天以上如仍有持续、剧烈疼痛或口腔严重异味、溢脓,需及时来医院就诊。⑥复杂牙及阻生智齿拔除术后看创伤大小等因素,可能需要口服头孢等抗生素 3 天,止痛药 1～3 天。你这创伤挺大的,过会儿记得去一楼药房拿药,可以用冰袋在术区冷敷一下,减轻术后肿胀、出血、疼痛。⑦你这牙虽然是最后一颗,但不是智齿,磨牙是需要修复的。修复缺失的牙,一般建议拔牙术后 3 个月左右复诊,检查牙槽骨及拔牙窝恢复情况。我说的这些都知道了吗?"老王连连点头,并竖起了大拇指。经过这次事件,老王把江医生的话牢记在心。

(吕娴雯　沈叶丹)

4. 智齿是留还是拔?

在打球过程中,爸爸见侄子小王时不时紧皱眉头,神情凝重,便问道:"你怎么啦,要不要中场休息一会儿?"小王点了点头,然后捂着脸说:"长个牙就那么痛,本想熬一熬就过去了,没想到这几天疼痛的时间持续延长,导致我吃饭只能用一侧咀嚼。"

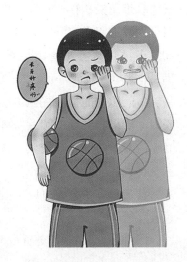

作为口腔科医生的爸爸上线:"你这是长智齿了,让我看看你口腔内有没有发炎的情况。"说完便让小王做张口的动作,然后用手电筒观察了口腔内的状况,说道:"目前你的牙齿暂时没发炎,但这颗牙齿部分被牙龈包裹住了,只露出了半个

牙冠,且生长的方向是倾斜的,紧挨着的牙齿有被顶坏的风险,建议尽早去医院拔除,再拍个全景牙片看看。"

小王听到要拔牙非常害怕,又抛出了一系列的困惑:"为什么智齿不和其他牙齿同一时间长出? 智齿不拔有什么危害吗? 能不拔除智齿吗? 智齿拔除后要注意什么呢?"爸爸耐心地解答到:"智齿是人体口腔内牙槽骨最里面的第三磨牙,一般萌出时间比较晚,有的人会在 20 岁之前萌出,有的人 30~40 岁才长或者终身不长,这都是正常现象。智齿在生长方面个体之间会有很大的差异,通常情况下会有上、下、左、右对称的 4 颗牙,有的会少于 4 颗甚至没有。

智齿阻生的发病率较高,其中常见的危害主要表现为以下几点。

①牙列不齐:14~18 岁是智齿萌生的最活跃时期,可供智齿萌出的空间是有限的,因此会造成牙列拥挤和排列不整齐。②反复发作的冠周炎:以下颌智齿冠周炎最为常见。在智齿萌出过程中,阻生的智齿牙冠周围软组织与牙齿之间形成一盲袋,引起食物残渣和细菌的积存,当感冒、疲劳或其他原因导致机体抵抗力下降时可诱发冠周炎,并且一般的消炎治疗治标不治本,会反复发作。③龋齿:位置不正的智齿与第二磨牙之间容易积存食物残渣,而且不易清洁,一般数月可形成龋齿,直接破坏牙体组织。④下颌疼痛、磨牙:阻生的智齿往往不能与对颌牙齿建立正常的咬合关系,长时间后可导致颞下颌关节弹响、张口疼痛、夜磨牙等症状,对青壮年的身心健康影响较大。⑤引发三叉神经痛:阻生智齿是某些三叉神经痛的病灶所在。

智齿只有少数人可以不拔,大多数人出现下列问题时,我们建议拔除智齿。

①蛀牙:如果智齿邻面蛀牙,或者蛀得很深,需要根管治疗,一

般建议拔除。②侵犯邻牙：通过拍摄牙片辅助诊断得知。由于智齿萌发的空间不足，会倒在第二磨牙上，造成第二磨牙清洁不易，进一步发展会造成牙齿不舒适或牙疼。③清洁不易：由于空间不足的关系，智齿常长得歪七扭八，因此常造成牙齿清洁困难，以致发生蛀牙现象。④咬合不对位：不是每个人四颗智齿都会长齐的，所以智齿的对面如果没有相抗衡的智齿来咬合的话，有时会发生智齿过度萌发，进而影响咬合。⑤埋伏阻生齿：这种类型的牙齿，通常埋在牙槽骨的里面，如果会痛，或是有病灶发生，就需要拔除了。

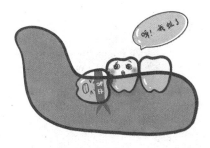

小王摸了摸自己的脸颊，决定还是尽早去医院拔除智齿。

（沈叶丹　吕娴雯）

5. ＞ "颞下颌关节"也会生病

江爸爸最近和朋友小聂一起吃饭，爱美食的小聂，在美食面前竟然闷闷不乐。

"今天菜不对胃口吗？不见你动筷子呢！"爸爸问道。

小聂捂着脸对着江爸爸大吐苦水："我现在吃东西、讲话都难受。前面有段时间打哈欠的时候，两边耳前的地方就会有咔咔的响声，平时工作忙我也没注意，前天早上起床时突然觉得嘴巴张不大了，我一着急使劲张了好几下，终于嘴巴张口恢复了原来的大小，就是每次张口时原来咔咔响的地方都会隐隐作痛，美食在前我

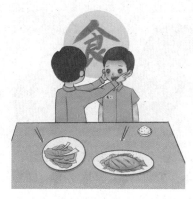

都提不起兴趣。我是哪里出了问题？是牙齿，还是耳朵？"

江爸爸将手指放在小聂耳前区的位置，让小聂做张口、闭口动作。"你可能是颞下颌关节病，需要去医院检查明确诊断。"江爸爸说道。

小聂一脸疑惑："我听说过膝关节、腕关节、肘关节、踝关节容易得病。颞下颌关节在哪里？颞下颌关节病又是什么病？"

江爸爸耐心地解答：

颞下颌关节位于面部两侧耳前区，与肩关节、肘关节一样，是人体解剖和运动最复杂的关节之一。你可以伸出双手食指和中指放于耳前区，做张口、闭口运动，感受它的位置和活动。颞下颌关节是颌面部唯一的关节，也是人体唯一左右联动的关节。它个头小，位置隐秘，人们往往忽视它的存在，可它默默无闻地负责人们张口、闭口、咀嚼、语言、表情等面部基本动作。不起眼的颞下颌关节如果生病，就会给人带来种种困扰：张口或咀嚼时，耳前区出现疼痛；张口受限；关节区出现杂音，如张闭口时，颞下颌关节会发出咔嚓音，或者碎纸状的摩擦音；症状严重的会影响患者生活质量。

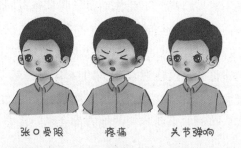

张口受限　　　疼痛　　　关节弹响

颞下颌关节病的病因目前不明确,常常是多种危险因素共同作用的结果。比较常见的病因主要有以下四种。①创伤因素:如曾承受外力撞击、咀嚼过程中突然咬到硬物或过度大张口(如打哈欠、长时间牙科治疗)等急性创伤;②咬合因素:由于咬合关系紊乱(如牙尖过高、牙齿过度磨损、磨牙缺失过多等),导致关节内部结构破坏;③不良的口腔习惯:喜欢偏侧咀嚼,长期以来两侧关节受力不均匀,导致一侧关节骨质磨损甚至变形,长此以往也会影响两侧颌骨发育,也就是我们常说的"大小脸";喜欢吃硬物(坚果、牛肉干、鱿鱼丝等),长时间嗑瓜子、嚼口香糖,习惯性咬指甲、手托下巴等都会对关节造成高负荷,咀嚼肌被迫处于紧张状态,继而诱发功能失调;④全身及其他精神因素:与紧张、焦虑、生活压力大有关。这是因为我们大脑的情绪中心会影响肌肉的功能,当精神压力过大时,脑部会分泌一系列物质,进一步导致肌肉收缩和紧张,引起面部疼痛以及僵硬等症状,甚至产生"夜磨牙"或者"紧咬牙"。

小聂摸着自己耳前区的位置,对照江爸爸说的危险因素。发现自己偏侧咀嚼、喜欢吃硬物、最近工作压力大等情况都有。"小小的关节,大大的学问。要重视颞下颌关节病,我一定尽快找时间到医院做检查明确诊断,看看如何治疗。"

（俞蕾蕾）

6. > 这次种牙不一样

夜幕到来,妈妈走进书房,爸爸正在聚精会神地汇总论文的数据。"老公,我们办公室的老李,你还记得吧?"妈妈问。

爸爸疑惑地看着妈妈。"他之前拔了一个牙,现在想做一个种植牙,问我明天你有没有空。"爸爸回答:"好的,明天让他来医院找我吧。"

第二天,老李如约来到了医院。经过查看病史、拍片和口腔检查。江医生发现老李的手术稍显复杂,除了种植术之外,还要进行上颌窦外提升术。老李表示:"我去了几家医院,医生都说是个复杂手术。我之前做过种植牙,不就是把种植牙根打进缺牙的牙床内吗?为什么这次种牙不一样了呢?"

江医生答道:"上颌窦是上颌骨内的空腔,是鼻窦的一部分。由于你缺牙的部位与上颌窦之间的骨量较少,需要提升上颌窦。如果不进行上颌窦外提升术,种植钉就会穿透上颌窦,造成感染和手术失败。"

老李问道:"为什么会出现骨量不足呢?"

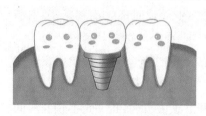

"主要是出现了牙槽嵴严重萎缩、上颌窦较大及上颌窦底壁位置过低等因素。除了一些先天性的因素,后天性的牙槽嵴严重萎缩有一部分是年龄原因引起的生理性萎缩,而更大部分是由口腔卫生不良、牙周炎造成的。从你的 CT 片上看,就属于牙周炎引起的牙槽嵴萎缩。经过测量,垂直高度不够,需要通过手术抬高上颌窦的窦底,然后填充足量的骨粉,再进行种植。这种手术让医生能在直视下有效地保护上颌窦底的黏膜,有的放矢地提升上颌窦高度,使医生的操作定位更准确。你放心,手术步骤稍显复杂,但也是非常成熟的技术。"

老李紧皱的眉头稍稍舒展开来,"哦"了一声,点了点头。

江医生继续科普道:"同其他的手术一样,任何手术都有一些并发症的风险。所以为了促进你的康复,术后我们需要进行一些护理：①术后3天在脸部进行局部冰敷，减轻肿胀和出血，有利于伤口的愈合。冰敷时，把冰袋轻轻敷在脸上，不要太过用力按压，以防伤口处的骨粉移位。②根据医嘱用药，一方面使用消炎药预防感染；另一方面用一些滴鼻液。③由于手术刺激了上颌窦，需要密切观察鼻腔内的反应，尽量不要擤鼻涕。④注意保持口腔卫生也是防止感染的要点，拆线前可以正常刷牙，但是伤口处不要刷，也不要用冲牙器。⑤2周内宜吃流质或半流质饮食，如牛奶、面包、面条、馄饨等。不要吃太硬、带刺的食物，以免牵拉伤口，影响愈合。食物温度不宜过热，也不要吃刺激性的食物，以免引起毛细血管扩张，出现渗血。⑥避免剧烈运动，如游泳、倒立等，乘坐飞机会发生气流压力的改变，有可能会造成上颌窦黏膜破裂，因此短期也不建议乘坐。⑦1周后可以拆线。"

老李听了，说道："建议很全面啊！虽说一条条听起来挺多，但每一条都是建起的安全防线。"

几天后老李做了种植修复术，因为心里有了底，也不担心害怕了，配合得很好，手术很成功。

（张凌怡）

---

7. 洗洗更健康

阳光灿烂的周末，豆豆和丁丁吵着要爸爸妈妈带他俩去魔都公园的儿童游乐场。魔都公园的儿童游乐场是魔都最近新建的儿童乐园，最吸引人的还有小动物一家亲活动，豆豆学校的很多同学都去玩过了。

小家伙们热热闹闹地玩了一上午，在公园的亲子餐厅，正好碰到了丁丁的好朋友小糯米一家。得知江爸爸就是牙医，小糯米爸爸说："不好意思啊，江医生，我能不能请教个关于牙齿方面的问题呀？"

"可以呀！"江爸爸乐呵着说。

"上次去体检，医生说我的牙齿需要定期做清洗，但同事们说洗完牙后牙齿毛毛的，非常不舒服，洗的时候还一嘴巴的血，我听了也不敢去洗牙了，所以想知道洗牙到底有没有必要。"

"爸爸，爸爸，你的牙肉怎么都是高起来的，还红红的，看起来有点吓人，口气也好难闻哦！"小糯米在一边拉着爸爸说道。

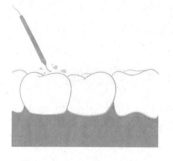

"洁牙术是由专业人员进行洁治磨光，去除牙菌斑、牙石的一种方法。口腔是有菌环境，每天进食会有食物残渣和牙菌斑堆积在牙面上，时间长了会形成牙结石，进而导致牙龈炎和牙周炎的发生。刷牙和使用牙线都不能把堆积在牙面上的牙菌斑完全清理干净，洗牙可以去除堆积在牙面上的牙菌斑、牙结石等。对于有牙龈炎的患者，一般每隔 3 个月到半年洗一次牙比较好，能够有效地预防牙龈炎和牙周炎的发生。如果需要洗牙，最好选择到正规医院的口腔科进行。因为洗牙容易出血，而有些病人患有乙肝、丙肝等这方面的疾病，洗牙前做个血液检查，能有效规避这方面的风险。"

"看来还是先让你爸爸去找江叔叔预约看牙吧！"小糯米妈妈在一边也很着急。

下个周末，小糯米爸爸按照预约时间赶到了江爸爸的医院，江医生为小糯米爸爸的牙齿做了一番检查，确定像小糯米爸爸的这种情况就是牙龈炎，最后帮小糯米爸爸做了洁牙治疗。治疗结束后,江爸爸特地关照小糯米爸爸,刚洗完牙不要用力吮吸或用舌头舔牙龈,也不要用手指触摸牙龈,以防造成牙龈出血。洗牙后2周内,应注意避免冷、热、酸、甜等刺激,尽量少吃或不吃过硬的食物。因为洗牙后,牙齿会变得有些敏感,容易出现酸痛不适,但是,这种不适一般在短时间内就会消失。如果酸痛症状一直存在,可考虑使用抗敏感牙膏来帮助缓解。还要避免吃颜色较重的食物,比如咖啡、酱油、可乐等。因为刚洗完的牙齿,非常容易产生外源性着色。洗牙后,应注意保持良好口腔卫生,需每天早晚坚持刷牙,并使用牙线和牙间隙刷等工具清洁牙齿邻面,以防菌斑、牙石和色素在牙齿上不断沉积。洗牙后,应注意定期复查。如果有必要,可以再次洗牙。

最后江爸爸关照小糯米爸爸一定要作息规律、不熬夜,多吃蔬菜水果和清淡饮食。

（闵 红）

8. > 吃东西悠着点

好不容易到了周末,和煦的阳光照进了窗口,真是个好天气。

"出发啦！出发啦！"豆豆欢快的身影冲向了房门,"爸爸,我们快点吧,不是约好了去看足球比赛吗！"

"爸爸怎么会忘呢,我家豆包可是超级球迷呀,将来是要成为女足的！"

"爸爸,非非妈妈就是今天比赛队的教练,她以前参加过世界女足比赛,可威风了！"豆豆一说到好朋友非非的妈妈就一脸的崇拜,"我今天就是想一睹陈教练的风采。"

体育场里都是热情的球迷,大家打着标语、拉着横幅在为自己的球队加油助威。果然九十分钟比赛结束时,非非妈妈的球队大获全胜,成功晋级全国联赛。赛后豆豆拉着爸爸去找非非的妈妈,市女足陈教练。

"陈教练您好,我们家豆豆可是你的超级球迷,今天她可高兴坏了,说不定哪天我家豆豆也能成功晋级为女足球员啦!"

豆豆在一边拉着爸爸的手,激动地说:"非非妈妈,我也想成为女足运动员。""好呀,哪天让豆豆来我们球队看看大姐姐们的训练,做运动员可不是嘴上说说那么简单啊!"陈教练边说边喝了一口手中的冰水。"哎呀!"只见陈教练痛苦地捂着嘴皱起了眉头。

"陈阿姨,让我爸看看到底什么情况吧,他可是牙医!"豆豆在一边说道。

江爸爸了解了陈教练的具体情况后,发现她只是牙齿敏感,用些脱敏牙膏就可以了,但陈教练提到由于运动的原因非常喜欢喝冰的饮料,于是江爸爸赶紧给陈教练科普了食物对牙齿的影响。

江爸爸说:"很多食物都会影响到口腔健康,大家熟知的糖果、淀粉、碳酸饮料等食物都会对牙齿造成一定的伤害,比如破坏牙釉质、引起牙齿松动、导致牙齿提前老化等。像食用甜食会使口腔中沾满糖分,细菌会利用葡萄糖或蔗糖来产生酸性物质,这种酸性物质会影响牙齿表面,破坏牙釉质,最容易引发蛀牙;而食用淀粉类食物,唾液中的酶素会把淀粉转变成糖,这些糖分留在牙缝里,如果不及时清洗,很容易形成牙菌斑或

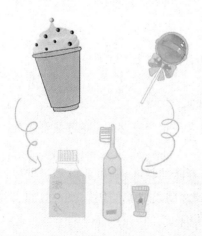

牙结石,增加牙周炎的危险。还有一样是大家都忽略的,就是冰块,虽然冰块不含任何添加剂和糖分,但咀嚼这些坚硬的冰块,很容易破坏牙釉质,刺激牙龈,引起牙齿松动、牙冠破裂等急性牙损伤。说到碳酸饮料,即使是不含糖的碳酸饮料,也都含有柠檬酸和磷酸,对牙齿非常不利。所以我们除了平时少碰这些食物以外,还要养成饭后刷牙、漱口的好习惯。如果真的喝了这些会削弱牙釉质的高酸性食物,饮用时一定要使用吸管,最大限度地减少与牙齿的接触,饮用后记得一定要及时漱口。陈教练刚才喝冰的饮料会刺激牙神经,导致牙齿酸痛敏感,需要缓解一段时间才能消失,不过敏感症状一般很快会恢复。"

"江医生,那我们可以喝运动饮料吗?"陈教练问道。

"尽管运动饮料听起来很健康,但它仍然含有糖和酸性成分,也容易造成牙齿腐蚀和蛀牙。"

"谢谢江医生啊,今天我才知道吃东西有那么多学问。"

"没事,以后我这里随时欢迎您来检查牙齿,我们家豆豆以后还要成为您的队员呢!"大家哈哈笑了起来。

(闵　红)

9. 香烟对口腔的影响

傍晚时分,幼儿园门口挤满了来接孩子的家长。今天,正巧小雅和舅舅都有空,他们相约一起来接豆豆。豆豆还没下课,舅舅在一旁偷闲,顺手就掏出香烟,娴熟的一番操作后,开始吞云吐雾起来。刚抽完,小雅带着豆豆走了过来。舅舅一把抱起豆豆,豆豆立马叫了起来:"好臭好臭,舅舅又抽烟了。"小雅接过豆豆,也一脸嫌弃地说:"舅舅,抽烟有害健康。"舅舅嘿嘿地笑了笑,低着头说:"知道知道,控制不住嘛。"小雅也只能无奈地摇了摇头,决定好好教育一下舅舅。

过了几天,妈妈又约了舅舅来家吃饭,刚一进门,全家人一同迎上前来。豆豆抢着说:"欢迎舅舅参加姐姐办的宣传展览。"舅舅定睛一看,各种手绘宣传画报贴满了整面墙。小雅身着正装站在一旁,开口说道:"欢迎各位观众参加今天的展览,我是展览的讲解员小雅。今天我们展览的主题是《香烟对口腔的危害》。"舅舅尴尬地看了一眼妈妈,注意力又重新回到了小雅身上。

"大家都知道吸烟对人体有害,但主要认知是对肺部和心血管,其实远不止这些。那么今天我们聚焦于口腔,看看香烟对口腔的危害。"

小雅指着第一张画报继续说:"首先,香烟燃烧后,产生的烟雾由口腔进入肺部,再从口腔和鼻腔呼出,会对周围人造成二手烟的困扰。同时,产生难闻的烟臭味,影响了个人形象,对人与人之间的交往产生不利因素。"豆豆和妈妈认同地点了点头,认真地继续听着。"长期吸烟的人,会出现牙齿着色,又黑又黄,影响美观。关于这一点,有人说可以通过洗牙解决。大家看一下图片,运用一些治疗手段确实能把一些黑色的色素去除,但是对一些老烟民牙齿发黄的部分,就没有什么效果了。"

小雅顿了顿,来到第三张图片前:"前面两点危害是最易被人发现的表面现象,但还不至于引起疾病的发生,下面我要讲的会严重很多。口腔内环境在烟的刺激下,会发生失调,使大量牙菌斑滋生,刺激牙周组织,引发牙龈炎、牙周炎。所以抽烟的患者比不抽烟的患者更容易发生牙周炎。烟龄越长,牙周炎越严重,牙齿会慢慢发生松动和掉落,严重影响生活质量。"小雅继续讲道:"有人觉得没了牙,我们现在可以有种植牙这样的治疗手段解决,殊不知抽烟可以说是种植牙的天敌。"小雅继续自信地说道："香烟里成分非常复杂,会影响种植体和骨结合,引发种植体周围炎,引起种植体的松动,最终可能使得种植牙无法存留。"

全家人跟着小雅,来到了下一张图片前停下。豆豆吓得大叫:"这也与抽烟有关吗? 太可怕了!"小雅摸了摸豆豆的头。讲道:"这张图片展示的是黏膜白斑和口腔癌。因为香烟里有害物质很多,长期对黏膜的刺激会大大增加患病风险。

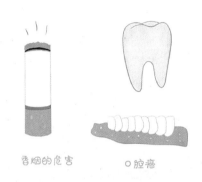

香烟的危害　　　　　口腔癌

今天是第 35 个世界无烟日,为了健康和幸福,请大家远离香烟。"

说完,大家纷纷鼓掌,然后又把注意力放到了家里唯一的"烟民"舅舅身上。舅舅嗯哼、嗯哼地咳了两声,说道:"我懂,我懂,香烟的危害真的很大。我很惭愧,从今天起我绝不敷衍,认真戒烟。请大家一起来监督我。"爸爸跷起了大拇指,小雅朝爸爸、妈妈眨了一下眼睛,灿烂的笑容洋溢在整个脸上。

(张凌怡)

10. 向"槟榔"说拜拜

"爸爸,刚刚那个叔叔的脸好吓人啊!"

今天是周末,还在念小学的豆豆陪着父亲一起去人民医院探望一位住院的亲戚。

虽然对大表舅没什么印象,但豆豆依旧礼貌地向其问好。大表舅穿着蓝白条纹病服,但下嘴唇处一直蔓延到整个下巴的瘢痕还是让豆豆觉得这位大表舅长得有些吓人。

爸爸,大表舅为什么会有这么吓人的伤疤啊?离开病房后豆豆边走边问爸爸。

大表舅的下巴刚开过刀,那是手术后缝合留下的瘢痕。爸爸回答道。

"爸爸,大表舅得了什么毛病?"豆豆问。

"口腔癌,一种长在口唇周围的恶性肿瘤。"父亲回答道。

"大表舅怎么得了这么个毛病啊?"豆豆好奇地问道。

"你这位大表舅他平时一直喜欢嚼槟榔。"父亲思索道。

"槟榔?"这词对豆豆有些陌生。

"嗯,在我们国家有相当一部分人喜欢咀嚼槟榔,但槟榔是一级致癌物,非常容易导致口腔癌。"爸爸顿了一下,说道,"你大表舅平时就有嚼槟榔的习惯,这次患病多半就是由它导致的。"

爸爸看了一眼若有所思的豆豆,说道:"嚼槟榔首先会对口腔、牙齿造成很大的危害。因为这种习惯会严重磨损牙齿,造成牙釉质的缺失,往小了说是影响美观,往大了说牙齿会因此而脱落。"

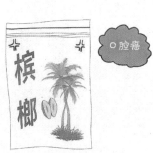

"长期大量吃槟榔会让人有欣快感,会成瘾,除此之外长期咀嚼槟榔还会导致颞下颌关节的超额负担,引起关节疼痛、穿孔。当然,最严重的还是由于咀嚼槟榔而造成的口腔癌。"爸爸补充道。

"口腔癌"三个字引起了豆豆的好奇心:"就像大表舅那样吗?"

"也许吧。"爸爸说道,"长期咀嚼槟榔会导致口腔黏膜下的纤维性变,对口腔造成不可逆转的破坏,再继续咀嚼槟榔就会进一步恶化,导致口腔癌的发生。"

看到豆豆一脸好学,爸爸说道:"长期咀嚼槟榔会出现口腔黏膜发白、发硬,然后纤维化。这时候患者会表现为张口困难,比如舌头伸不出来、口腔周围生出水泡等,最终就会发生癌变。不过这一过程往往需要几个月甚至是数年。"

"而口腔癌的治疗方式是以手术切除癌组织为主,你看到大表舅脸上的瘢痕就是手术后留下的痕迹。"

想到大表舅的样貌,豆豆不由得一激灵,说道:"那我们还是离槟榔远远的吧。"

爸爸笑道:"对,既然知道这种行为对身体不好,那我们就要离它远一点。"

听了爸爸的回答,豆豆的脸上露出了满意的笑容:"想必大表舅现在也知道槟榔的危害了吧,我们以后也要多宣传,让大家都知道嚼槟榔的危害,千万不能养成这个坏习惯。"

夜晚,月色朦胧。"哎,是时候对槟榔说再见了。"大表舅躺在病床上喃喃地说道。

（丁澍昊　闵　红）

11. 不会刷牙的我,牙齿就是这样多了一条凹槽

江爸爸最近去参加了女儿的家长会,与班主任聊完了女儿的学习问题后,老师和江爸爸说自己的牙龈那有个黑黑的凹槽,没有其他不适的感觉。"最近要考试了,忙得也不是很有时间去医院,听说你是口腔科医生,能不能帮我先看看严不严重。"爸爸说:"好,张一下嘴让我看看。哦,我知道了,那是楔状缺损。"

什么是楔状缺损呢？

江爸爸说就是牙齿唇、颊侧颈部硬组织发生缓慢消耗所致的缺损，呈"V"状，由于它外形酷似木匠用的楔子，因此称为"楔状缺损"。当牙齿表面的珐琅质被磨耗掉后，便会露出里面的牙本质，会对各种冷、热、酸、甜刺激敏感，造成牙齿酸痛。

"哦，原来是这么回事啊。可是怎么会这样呢？我很认真地刷牙的。"

江爸爸说："是啊，很多人觉得刷牙是一件小事，其实不然。正确的刷牙方法能有效地清除牙齿及牙周组织的菌斑和软垢，起到预防龋齿和牙周病的作用，而错误的刷牙方式会毁掉我们的牙。"

那造成楔缺的原因有哪些？

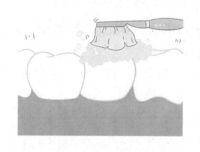

江爸爸回答道："①不正确的刷牙方式。长期横向刷牙或用过硬的牙刷、刷牙过猛都会导致牙颈部磨损。临床上来说，牙颈部楔状缺损更多是位于上下颌正中的牙齿分别往后数第三、四颗，这些牙处于牙列拐角处，因此刷牙时受到的力也是最大的。②牙颈部组织薄弱。牙齿也有薄弱部位，就是牙颈部，这个地方的牙釉质覆盖最少，因此牙龈也容易发生炎症或萎缩，导致牙体暴露，所以耐磨能力最差。③挤压作用。在刷牙时，面颊部肌肉对牙刷存在挤压作用，加剧了横刷牙方式对牙颈部突出部分的磨损。④酸的作用。牙龈沟液中的酸性物质与楔状缺损有关，这就解释了牙龈边缘发生缺损的原因。胃炎患者、常反酸者牙齿也易发生楔状缺损。⑤细菌作用。产酸菌在牙颈部菌斑中形成大量的酸，导致牙齿脱矿，强度降低的牙体组织在外力作用下易产生楔状缺损。"

班主任听后说:"真的是受益匪浅啊,那楔状缺损很容易产生啊,有什么预防的方法吗?"

"要是像你这样症状较轻的,就是组织缺损较少且无酸痛症状的患者,局部是不需要特殊处理的,但是要注意避免横刷,并选用较软的牙刷和磨料较细的牙膏。要是缺损较重的患者,那就要来医院补一下了,就是选用与牙齿颜色近似又有一定黏结性的复合树脂或玻璃离子黏固粉等将楔状缺损补好,以防继续发展下去。万一缺损严重到已经引起牙髓炎、根管炎,要及时进行治疗。"

班主任连连点头:"我回去就去把牙刷换了,换软毛的,不能任其发展下去。"

爸爸接着说道:"如果感到牙齿不适,有酸痛症状时要及时预防,平时也可以自己做下自我检查,对着镜子看看牙齿颈部是不是完整的。"

班主任表示这下都明白了,以后一定注意。

(吕娴雯 沈叶丹)

12. > 给我的坏牙戴个帽子

"您瞧,这牙冠装好以后挺好的嘛。"这是王叔叔装好牙冠之后说的话。

那日下午,在预约的时间点,王叔叔因为蛀牙去找江医生看病。做完简单的检查后,江医生发现他的后牙已经是严重的龋齿了。于是,江医生决定为他做完前期治疗后再为这颗牙做冠修复,并和王叔叔讨论起了治疗方案。

王叔叔对牙冠这项技术并不了解,所以他向爸爸咨询起冠修

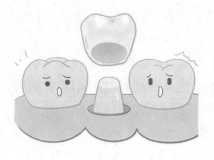

复的相关内容。

江医生说："用牙冠作为修复体，可以保证正常的发音，并能与邻牙、口唇、面形相协调。你看你的蛀牙是大面积缺损，正常修补后会无法恢复牙齿的正常形态，影响使用功能，装了牙冠后就可以解决这些问题了。"

听罢，王叔叔来了兴趣："老同学，能不能给我讲一下大致的操作流程。"

"做一个牙冠，就好比是给坏掉的牙齿戴个帽子。但是这个帽子是有一定厚度的，所以要先把牙齿磨小，进行牙体制备，然后取模送技工制作牙冠，技工会根据你原来牙齿的形态和颜色要求制作出属于你的牙冠，尽可能帮你恢复牙齿原来的大小和形态。"

"听说有好几种牙冠，能不能都给我介绍一下。"

"牙冠主要分为三种。一种是贵金属牙冠，用高强度合金做成金属帽，在其表面烤上一层与天然牙色泽相近的瓷粉，最后将由金属与瓷粉高温铸烤而成的复合体黏结在基牙上，形成形象逼真、类似于真牙的牙齿。通常以钴铬、黄金牙冠为代表的贵金属，颜色及形态与真牙一样，相容性好，能保护牙体组织。第二种就是非贵金属牙冠，使用的金属是钴铬合金。优点是在临床应用时间较长，修复效果被广大病人认同和接受。最后一种是无金属的全瓷牙，是最高级的修复材料。透光性好、坚固耐磨、色泽逼真、相容性极佳，对金属过敏的患者也能使用。"

王叔叔说："有朋友在做完牙冠后，牙龈边缘会出现一条黑色的线，甚至会有牙龈红肿、出血，这是什么原因呢？"

"这跟制作材料有关。在发达国家，牙冠修复通常选用贵金属烤瓷修复和全瓷技术,但也有少数人会选择相对经济的镍铬材料作为内冠,这种材料与牙龈接触时会不断释放出金属镍离子,使牙龈发黑、过敏,也会有牙龈红肿、出血等不良反应。当然牙冠也需要你像自己的牙一样做保养和护理,如果出现牙周病就要及时治疗,防止牙龈萎缩。"

在江医生的治疗下,王叔叔恢复了一口好牙。在周末聚会的时候,王叔叔拉着江爸爸说:"老同学,还是你的医术高明。这不,做了新牙冠,我现在吃东西不要太香哦!"大家听了都哈哈大笑。

(丁澍昊 闵 红)

13. 还是拍一下牙片吧

俗话说得好:"秋风起,蟹脚痒。"又到了一年一度的吃蟹时节。周末,江爸爸约了李叔叔和李婶婶来家里吃大闸蟹。肥美的大闸蟹上桌,李叔叔却打不起精神,老江一下子就来了好奇心:"老李,看到心心念念的大闸蟹,怎么干饭不积极啦?"

"哎,上周加了几个班以后牙就不舒服,我去了单位附近的那家医院,医生一定要拍个 X 线牙片。"李叔叔向江爸爸抱怨道,"我不就是蛀牙吗,医生说用些消炎药,约个时间去拔牙,这嘴巴张开就能看得见的牙齿,还需要拍牙片吗?"

"老李,人家医生没说错,拍片是非常有利于疾病诊断的。"

江爸爸继续说道:"牙片大致分为三类,最常使用的小牙片,学名叫根尖片,只有 3~4 厘米,是 X 线片家族里最迷你的成员。拍摄的时候,把未曝光的胶片放到病人口内被照牙齿的旁边。一张完美的小牙片能显示被照牙的牙釉质、牙本质、牙髓以及周围骨的

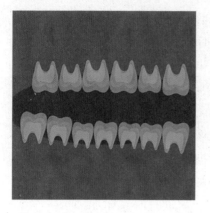

影像,能够诊断牙齿以及周围牙槽骨的病变。小牙片通常只能看到 1～3 颗牙齿的范围,如果需要评估全口牙齿和周围颌骨的情况,则需要拍摄一张包含所有牙齿的大片子。这种 X 线片类似于照相机的全景拍摄功能,通过围绕颌骨旋转拍摄的方式一览众牙。因此对于存在多颗牙齿病变、牙周病骨质吸收、修复及为正畸病人制定治疗计划、外科拔智齿以及下颌骨病变等情况,全景片所提供的信息是非常有价值的。近年出现的牙科 CT,是特别适合牙齿硬组织的三维显像,对于在小牙片和全景片的二维影像中弄不清楚的复杂重叠结构,尤其是疑难的根管系统、埋伏阻生牙齿、种植牙位点等,牙科 CT 提供了非常宝贵的空间信息。"

听了爸爸的介绍后,李叔叔问:"如果拔牙不拍片,会有什么影响?"

"仅凭医生的肉眼只能看见牙齿露在牙龈上面的部分,而藏在牙龈下的牙根部分是根本看不出来的。如果不能了解牙龈以下牙齿的情况,等给病人拔的时候再发现有异常就麻烦了。"

"虽然通过口腔检查,医生能诊断牙冠表面的病变,但如果病变发展到内部的牙本质、牙髓,或者埋在颌骨内的牙根,就需要有透视功能的牙片来观察了。牙片除了能帮助我们了解牙齿的病变情况外,还可以了解牙齿周围的'土壤'——牙槽骨里面的异常情况。所以在临床上,牙片作为辅助诊断可以帮助医生提高诊断及治疗的准确性和成功率,甚至是确诊或确定治疗计划的关键。"

"那我懂了,我会去跟医生再约个时间拍牙片的。谢谢你,老江！到底是专业医生，就是不一样，我原先还觉得拍片检查很麻烦呢，是我没搞明白。"在江爸爸的细心讲解下，李叔叔一家对牙片拍摄一事有了更深的了解。

（闵　红　丁澍昊）

14. ▶ 请别把我的牙洗松了

朋友小美邀请江爸爸一家吃饭。吃饭间，小美从包包中拿出一张喜帖给爸爸，原来小美再过几个月就要结婚了。小美问爸爸，自己马上要拍婚纱照了，想洗个牙让牙白一点，这样拍出来的照片更好看。

江爸爸听后告诉小美，洗牙是不能美白的，冷光美白倒是美白牙齿的方法之一，它是将介于 480～520 纳米的高强度蓝光，作用于涂抹在牙齿表面的、以过氧化氢成分为主的美白剂，使之与牙齿表层及深层的有色物质发生氧化还原反应，达到分解色素、美白牙齿的效果。但是，美白牙齿有一定的风险和不良反应，如牙齿脱钙和软组织损伤。

江爸爸又说，洗牙还是需要的。小美说："算了，听我同事说洗牙可吓人了，洗好牙，牙缝会变大、变松的，还很酸，咬不了东西。你也说洗牙没有我要的美白效果，我何必遭这个罪啊。"

"你这是错误的认识啊，你听我跟你说说再决定。"

什么是洗牙？

洗牙就是超声波洗牙，是通过超声波的高频振荡作用去除牙结石、菌斑和色素，从而清洁牙面，以延迟菌斑和牙结石的再沉积；其具有高效、优质、省时省力的特点，对牙面的损害极小，不会伤害口腔健康，不会让牙齿变松，反而起到牙齿保健作用。

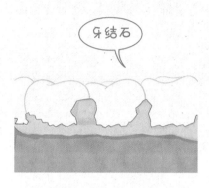

牙结石

江爸爸问小美平时刷好牙是不是会出血，小美说："是啊，这个也和洗牙有关系？"江爸爸说："是的，口腔内有 700 多种细菌，绝大多数是口腔常驻菌群，在每日有效刷牙的时候不易引起牙周发炎，但遗憾的是绝大多数人即使很努力，也不能完全消除牙面上的细菌。随时间延长，逐渐形成软垢和结石，进一步促进细菌的堆积，导致牙龈炎和牙龈出血，因此，我才和你说定期的洗牙是非常必要的。"

"而你同事跟你说的洗完牙，牙齿全松了和敏感了，还酸软，一个星期都咬不动硬东西，说得也没错。不过，是因为洗牙把牙齿上的牙菌斑、牙结石洗掉了。原本就是因为沉积在牙缝、牙齿间的牙石使牙龈出现了大幅度的萎缩，现在这些牙齿负担全部脱落了，牙齿失去牙石的支撑，又没有足够的牙龈保护，才会被人误解。一般来说，如果是轻微牙齿松动，洗牙后就会自愈的。洗好牙后，没有牙结石的'保护'，裸露的牙面开始直接接触冷热食物，就会出现牙齿敏感，就像冬天脱去厚衣服，直接把自己暴露在冷空气里会突然打个寒战一样，属于机体的正常反应，给予一定的适应时间，牙齿就会慢慢恢复正常了，重新恢复原本光滑健康的乳白色。"

小美又说："那听你这么说，不洗牙不是反而好吗？就可以稳稳地保护着了。"

"当然不能，有严重牙石问题，要是就这么任其发展下去，牙龈会受到重创的，最终导致严重的牙龈炎，牙齿也会在你年纪轻轻的时候就相继脱落。你也不想年纪轻轻就成'无齿'之人吧。洗牙能中止牙石对牙龈的侵害,没有受到威胁的牙龈会慢慢恢复健康,重新和牙齿贴合地长在一起,这样牙齿就恢复稳固啦。"

小美听后恍然大悟,那我一定要洗牙了,半年洗一次,还要动员周围的人,我要把这些都和他们说,江爸爸听了也很是欣慰。

(沈叶丹　吕娴雯)

15. ＞刷牙出血不是好事

清晨,阳光像一束亮闪闪的金线,照亮了房间,窗外的鸟儿们唤醒新的一天。

"豆豆、小雅,快起床啦,奶奶做了你们最喜欢的早饭,快点起来和妈妈一起刷牙,不然就都被吃完喽。"

豆豆和小雅兴奋地立马从床上爬起来,来到洗漱间,对着镜子抢着拿牙刷杯。"一个个来,宝贝们来背一下爸爸教你们的刷牙口诀。"镜子前,二大二小排排站。"妈妈,你怎么吐出来的水里有血呀,你受伤了吗?"豆豆好奇地问,小雅也一脸担忧地看着妈妈。妈妈摸了摸豆豆小雅的小脑袋:"没事儿的,不用担心。"小雅却说:"妈妈,你最近刷牙经常出血,上次吃苹果也出血,吃完早饭赶快让爸爸检查一下吧。"

吃完早餐,江爸爸带着妈妈来到自己的医院,进行了口腔检查,然后爸爸诊断妈妈得了牙龈炎。妈妈很疑惑,爸爸向妈妈解释,牙龈炎是一种最

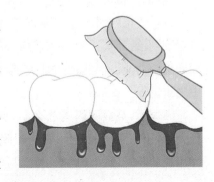

常见的牙龈疾病,主要病因还是牙菌斑和牙结石。刷牙或咬硬物时牙龈出血是常见的临床症状。牙龈炎只是侵犯牙龈,不累及牙周组织,不会引起牙齿的松动。但是若不予治疗,牙周组织继续遭到破坏,则会形成牙周炎。

妈妈继而说道:"我知道牙周炎。我们单位的老李有牙周炎,他的牙没剩几颗了,大家都认为他是年龄大的原因才得牙周炎,牙齿才松动的呢。没想到牙龈炎和牙周炎是有联系的。"爸爸答道:"很多人平时忽略了对口腔的护理,小看了刷牙出血的现象,致使自己患了牙周炎也并没有察觉。"

那牙龈炎应该怎么治疗呢,爸爸表示不用太过担心,由于牙龈炎无深层牙周组织的破坏,通过洁治术(俗称"洗牙"),可彻底清除菌斑、牙石,消除造成菌斑滞留和局部刺激牙龈的因素,炎症均可消退,一般一个星期就可恢复到健康的牙龈状态。恢复后需要持之以恒地养成保持良好口腔卫生的习惯,坚持每天早晚 2 次巴氏刷牙法刷牙。爸爸拿起牙齿模型和牙刷,示范着标准的巴氏刷牙法。每个牙齿的每个面都要刷到,整个过程不少于 3 分钟。另外,使用牙线、冲牙器能有效剔除牙缝里的残渣异物和牙齿邻面上的菌斑,是必不可少的辅助工具。每半年左右定期进行口腔检查有利于及时发现口腔问题。

妈妈好奇地又问爸爸:"如果得了牙周炎,是不是就没法治了?"爸爸答道:"对于牙周炎患者,单纯的洗牙已经不够了,需要进行龈下刮治、牙周手术等一系列治疗,但这些治疗也无法完全恢复牙周组织功能。因此预防是关键,养成良好的口腔卫生习惯是重中之重。"

回家后,豆豆问妈妈怎么了,爸爸笑着说道,妈妈这段时间加班太累,不注意口腔卫生,没有早晚刷牙,刷牙也不仔细,所以患了牙龈炎。爸爸已经帮妈妈治疗了,不会太严重,不过后面更要注意口腔卫生,正确刷牙。豆豆笑道:"妈妈羞羞,不好好刷牙,以后豆豆和妈妈一起刷牙,妈妈就不会忘记了。"妈妈抱起豆豆笑着说:"好,以后就豆豆来监督妈妈刷牙,妈妈肯定好好保护牙齿。"睡觉前,卫生间里又响起了熟悉的刷牙儿歌的声音。

(宋 怡 张凌怡)

16. 我这身体能拔牙吗?

傍晚,江爸爸回到家。爷爷、奶奶和妈妈张罗着晚饭,饭桌还没摆好,阵阵菜香已经飘满了屋子。爱吃的豆豆已经几次跑到厨房侦查情况。"爸爸! 今天有你最喜欢吃的大闸蟹。"豆豆兴奋地跑过来告诉爸爸。爸爸满意地握了握豆豆的手:"也是你最喜欢的。"

"开饭啦"。豆豆早等急了,听到妈妈的喊声像只小猴子,第一个爬上了饭桌。等大家就位后,就津津有味地吃了起来。奶奶忙着照顾小丁丁,给豆豆剥蟹的任务就落到了妈妈的身上。妈妈的劳动成果瞬间就被豆豆消灭了,妈妈就更卖力地剥着。

"哎哟!"妈妈突然叫道。妈妈把手摊开,蟹壳和牙齿碎片一起吐了出来。奶奶说:"啊呀! 牙折了!"爸爸初步地看了一下,皱起眉头说:"看上去折得挺深,是不是能保留还要明天去医院拍了片才能确定。"

第二天,妈妈按照约定的时间来到了医院。候诊的人很多,江爸爸在忙,妈妈无聊地看着宣传画打发时间。突然,有一张宣传画吸引了妈妈的目光。题目是《拔牙风险知多少?》,内容讲的是有慢性病的情况下拔牙的风险。

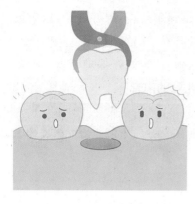

正在这时,江爸爸来叫妈妈了。爸爸经过了一番口腔检查,说:"这个牙裂到了龈下,保不住了,要拔。"虽然有思想准备,但真要拔牙,心里还是有些紧张和害怕的。妈妈想到了刚才看的宣传画,另一层担心笼罩着她,说道:"老公,真要拔呀,你别忘了我今年体检查出来血压也有点高啊,我这身体能拔吗?"

江爸爸回答道:"有基础性疾病并非是拔牙的绝对禁忌证。大部分的患者可以通过干预措施控制原发病。医生会评估患者身体状况,采取必要的措施防止风险的发生。"爸爸翻看了一下妈妈近期的病史和检验报告。"你刚才测的血压有些高,还需要控制。"

妈妈又问:"血压高会发生什么风险呢?"爸爸说:"高血压会加重术中出血,严重的可能造成心脑血管意外。因此,你除了服用常规的高血压药物外,还需要调节心理,避免因为紧张造成血压升高。"

"除了高血压、糖尿病,还有哪些基础病患者要特别当心呢?"

江爸爸耐心地说:"那还真不少,血液系统疾病、心脑血管疾病等系统疾病都会有一定风险。妊娠前3个月和后3个月以及月经期也是禁忌拔牙的。"爸爸继续科普到:"临床上有很多长期使用肝素或阿司匹林等药物的患者,这些患者需要评估是否可以停药以及凝血功能情况。既要考虑到控制出血,更要考虑到不能增加栓塞风险。所以拔牙看似只是一个简单的手术,但我们的身体是一个整体,需要综合考虑。我们既不能因为害怕风险而不拔牙,也不能为了拔牙而不顾病情。"

"总之,患者要如实地把自己的身体情况告知医生,让医生能综合评估,才能保障自身的健康和安全。"妈妈总结到。爸爸认同地点了点头。

(张凌怡)

17. 种植牙

时光如逝,一眨眼 3 个月很快就要到了。在此期间,经历过上次拔牙事件的老王和同一栋楼的江爸爸也熟络了起来,在口腔方面有任何的问题,老王就会询问江爸爸。

这不,碰巧在电梯间碰到江爸爸的老王,怀着忐忑的心情询问了什么是种植牙,毕竟种植手术的日期越来越近了。

种植牙,指的是一种以植入骨组织内的下部结构为基础来支持、固位上部牙修复体的缺牙修复方式,包括下部的支持种植体和上部的牙修复体两部分。简单来说就是将种植体(相当于牙根)植入牙龈下的牙槽骨中,通常采用钛合金种植体,具有良好的生物相容性,可经手术方式植入组织内并获得骨组织牢固的固位支持,通过特殊的装置和方式连接支持上部的牙修复体。种植牙可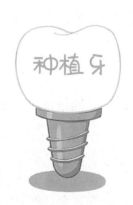以获得与天然牙功能、结构以及美观效果十分相似的修复效果。

在了解了这些之后,老王也安心了,到了手术日期,很准时地就来为缺牙的地方进行种植手术了。医生接诊后,嘱咐老王去拍个片子,看看 3 个月后拔牙创口的情况,根据片子和血液常规检查暂定下周手术。医生还询问了老王有无吸烟史。

"偶尔。"

"偶尔是多少?"

"10支左右吧。"

"抽烟和种植也有关系?""是的,建议你最好戒烟,抽烟不仅仅会影响口腔卫生,还有可能造成种植失败。哪怕种好后也尽量不要抽烟了,不然有可能会影响种植牙的寿命。"听完这些危害后,为了以后自己牙的健康,老王决定戒烟。

一周后,老王在局麻下接受了种植牙手术,做好口腔的消毒、铺好无菌铺巾后,手术时间大约半小时。出来后又拍了张片子,江爸爸告诉他,CT显示手术很成功,种植体位置很好。老王因为之前没做过手术,难免心慌,没想到感觉还没拔牙吓人呢,挺好挺好。

之后医生告知了老王种植牙术后的注意事项:①麻药过后方可进食,当日请半流质饮食,食物宜冷不宜烫。②术后24小时内不可以刷牙,可用淡盐水轻轻漱口,保持术区卫生。③术后24小时内采用局部冰敷,可以减少面部和术区肿胀。④术后服用抗生素3天,预防伤口感染。⑤术后3天内术区有不同程度肿胀、疼痛属于正常现象,3天后症状会逐步减轻。⑥如有其他疑问或者不适,请及时与医生联系。

10天后,老王过来拆线,医生告知恢复得很好。3个月后,等牙龈长好了,再来取个模型,再之后就能戴牙了。

又过了3个月,老王在人工牙根上制作了全瓷牙冠,至此,整个种植牙全过程完成了。老王看着镜子中那个能以假乱真的种植牙,开心地说道:"我又是有牙的人啦!"

(沈叶丹 吕娴雯)

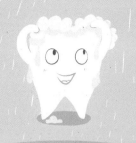

第五章
老年期

1. > "老掉牙"的爷爷奶奶

　　今天,是江爷爷和江奶奶的金婚纪念日,一家七口准备去照相馆拍张全家福。下午拍摄时,摄影师很敬业,使劲逗二老笑。爷爷奶奶都有点不好意思,因为他俩都觉得自己是"老掉牙"了,不能露齿大笑。摄影师说:"奶奶,您笑起来真好看,就是假牙的钩子露出来了,嘴再张小一点点。"这句话把江爷爷逗得开口大笑了几声。

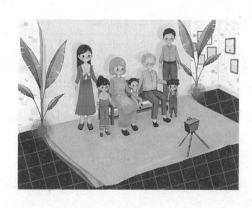

奶奶心想,他自己缺牙漏风也不装假牙,居然还好意思笑我。

晚上的家庭聚餐,18寸的大蛋糕是豆豆妹妹的最爱。姐姐小雅喜欢吃红烧肉和大螃蟹。爷爷奶奶年纪大了,牙也不是很好,吃得也不多。

"豆豆,你要少吃甜食,小心以后和奶奶一样老掉牙。"

"才不会呢,奶奶,我现在每天都好好刷牙。"

"我们豆豆真棒啊,让爸爸给你们剥螃蟹,可别自己乱咬。"

"不用了,爸爸还是给爷爷剥螃蟹吧,我看爷爷螃蟹也不吃、肉也不咬的,就吃点蔬菜可不行,老师说了不能挑食。"

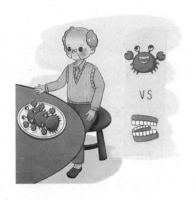

江爷爷这哪是挑食啊,他年轻时候也是妥妥的吃货一枚。现在是老了,牙也不好了,再加上前几年又查出糖尿病,这下更加忌口了。我们都知道糖尿病是慢性病,没有办法根治,患上后是比较麻烦的,江爷爷为此烦恼了好一阵子,好在慢慢调整过来了。

去年夏天,江爷爷的"糖友"李老伯在家测空腹血糖10.8 mmol/L,吓得他赶紧打车上医院检查。谁也没想到,最后竟是牙齿惹的祸。

李老伯总说自己是自律的"老糖友",饮食、运动均严格按照医嘱执行。这次血糖异常升高,他以为是偶然情况,直到去了内分泌科就诊,接诊医生详细检查后判断他是血糖代谢异常,调整了降糖药物,同时建议口腔科会诊。这下好了,转到江爸爸的口腔科,经过江医生详细检查发现,李老伯患有严重的牙周炎,牙结石也非常严重,多处牙龈红肿,牙周袋内有脓液和出血等炎症反应,正是他严重的牙周炎加重了血糖代谢异常。

这一下子把我们都给说蒙了，怎么糖尿病又和牙病扯上关系了？经过江爸爸（后来）的耐心解释，我们才大概明白了。原来，李老伯总觉得牙齿都是小问题，从不放在心上，所以虽然有些不舒服，却一直不愿意去医院进行口腔治疗。这次，口腔科医生给他洗了牙，还做了一次龈下刮治，李老伯出血、脓肿等牙周炎症状就得到了有效控制，空腹血糖指标也渐渐恢复了正常。

当时江爸爸还告诉我们，牙周炎和糖尿病之间是一种双向影响的关系。当牙周炎患者出现牙周红肿、出血等症状，就相当于口腔内有了许多的小"伤口"。口腔中有数百种细菌，其中有一些细菌可以产生毒素，就会顺着这些小"伤口"进入血液，从而降低身体细胞表面受体对胰岛素的敏感性，使胰岛素受体不能与胰岛素结合，进而使胰岛素不能发挥作用，最终导致血糖升高。李老伯因为长期不看牙，加上自己平时也不注意，导致了非常严重的牙周炎，牙龈、牙周袋这些地方的小"伤口"很多，面积加起来差不多相当于一人的手掌大小了，这对于一个糖尿病患者来说，无疑会给血糖代谢带来负担。

自从这件事后，江爷爷也特别注重自身的口腔问题。李老伯还反过来教育江爷爷，说：如果血糖控制不理想，不妨检查一下口腔，看看是否存在牙龈和牙周的炎症，最好能够每半年进行一次口腔检查和洁牙。

（陈润元）

 > 曾经的奶奶也是"铁齿铜牙"

上回金婚纪念日，江奶奶数落了江爷爷的一口烂牙，江爷爷回家后还不服气,说奶奶的牙也没比他好到哪里去。不过,他说得也没错,曾经的奶奶也算是"铁齿铜牙"。后来江爸爸学了口腔医学专业,奶奶才逐渐了解到现在人们装牙都已是"唇红齿白"了。

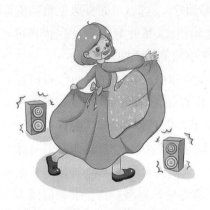

早些年,江奶奶经常晚饭后去跳广场舞,她总会和舞蹈队的张阿姨聊家常。那一年,张阿姨在路边的小诊所装了颗大金牙,在舞蹈队炫耀个不停。在她的"热心推荐"下,奶奶也去小诊所看了看,"医生"检查下来说奶奶的牙齿缺了一块,而且快裂开了,需要做一个金属牙套保护。江奶奶在张阿姨的"鼓励"下,脑袋一热,就装了两颗大金牙,她还得意地告诉家里人这是黄金,亮闪闪的。

后来,江爸爸考上医科大学口腔医学院,家里也算有个专业人士了,亲朋好友一有口腔问题就要找他。他告诉江奶奶,现在牙冠的材料常用的有贵金属烤瓷、全瓷材料等不同材质。比如贵金属指金、铂、银一类材质,不存在引起牙龈发炎、颈缘发黑、金属异味等问题,对磁共振成像(MRI)影响甚微,但不透 X 光,做牙科 CT 时(CBCT)会出现伪影。还有就是全瓷牙,它的层次、色泽最接近真牙,对牙龈没有刺激,对光线的反射更接近天然牙,完全不含金属,是目前最优选的牙冠修复材料。通过专业的讲述,大家应该知道全瓷牙其实是属于牙冠缺损修复方式的一种,且在各方面都属于佼佼者。

最近这几年,江奶奶装牙冠的地方老是觉得牙龈肿痛,起初也不当回事。近些日子,发现嘴里时不时还有异味,于是就告诉了江爸爸。江爸爸说这是由于奶奶的大金牙冠出问题了,需要去医院拍片检查。江奶奶哪舍得这大金牙啊，一直拖啊拖，江爸爸见一次说一次。

前天，江奶奶感觉症状加重，刷牙都出血了，吓得赶紧去医院看看。江爸爸检查了奶奶口腔内的金属牙冠后，发现边缘不密合，拍片后发现牙体有继发龋。在专业医生的建议下，江奶奶决定把金属牙冠拆除，彻底解决问题。于是，她躺在牙科专用椅上，听着医生的

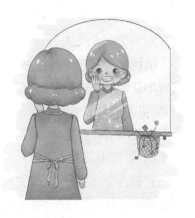

指示，配合着医生的操作。拆冠这个过程是不痛的，就是要张着嘴，有点累！江奶奶听着医生用涡轮机磨出的嘶嘶声，还能闻到拆除过程中阵阵异味。没过多久，牙冠就被取了下来，医生继续修整一下牙体。然后就是护士小姐姐拿着装有绿色糊糊的容器，放进奶奶嘴里，让她咬，这个步骤叫作硅橡胶取模。之后，牙医让奶奶选全瓷牙冠颜色，奶奶看也不看就说当然越白越好看。可是江爸爸说不行，要和自己其他牙颜色差不多才显得自然！江奶奶想想真是这么个道理。江奶奶感觉自己完成了一件口腔大事，终于和大金牙说再见了。

七天后的复诊，首先是去掉口腔内的临时牙冠，然后试戴、调磨，最终换上了奶奶心心念念的全瓷牙冠。牙冠粘上之后就跟自己的牙齿一样，不仔细看还真分辨不出。使用之后，奶奶也觉得没有不适的感觉，不酸不痛，不像之前大金牙冠密封不好，吃冰冷的食物、冬天刷牙或者吃水果都酸得不行，这下感觉值了。

（张淑芳）

3. > 糖尿病爷爷的松动牙烦恼

退休之后的江爷爷性格开朗，能吃能喝。不想前几年一次去厕所小便的时候，被儿子发现小便泡沫特别多，提醒他去检查一下，结果确诊为 2 型糖尿病。医生建议吃降糖药、戒烟戒酒、控制饮食。江爷爷开始吃降糖药，但是烟酒照旧。对于他来说，戒烟、戒酒的话，那生活就太无趣了。

直到去年，他老是觉得眼前有黑影，看东西看不太清楚。去医院被诊断为糖尿病引起的葡萄膜炎，是一种糖尿病引起的眼病。这让江爷爷有点害怕，开始少烟、少酒，葡萄膜炎经过治疗也有所好转。

江爷爷这一年多来都很自律，控制饮食，按时服药。唯一不适的就是他的牙，出现松动的迹象了。江爸爸说，糖尿病患者出现牙齿松动也是糖尿病的一种并发症，一般是由于高血糖导致牙周出现牙龈肿胀以及牙周袋，从而导致牙槽骨吸收、牙齿松动和脱落，常伴有牙龈炎、牙周炎、口臭等症状。如果不及时干预，很容易造成牙齿脱落。

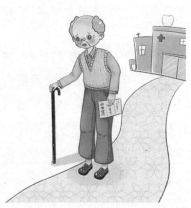

江爷爷前不久去口腔科检查了，被告知存在糖尿病引发的牙周病变，可能有慢性的牙龈炎等。糖尿病患者牙齿出现这种变化，多数都是长期血糖控制比较差造成的。近年来人们逐渐认识到糖尿病血糖高对牙齿的损害，糖尿病患者牙齿的损害程度往往重于非糖尿病患者，所以早期就应该给予重视。首先，糖尿病患者平时应该控制血糖，其次，定期去医院进行牙周维护，必要时行牙周序列治疗。

其实，江爷爷牙齿松动还有一个原因，就是抽烟。为了劝自己老爸戒烟，江爸爸也是费尽苦心了，可奈何自己老爸就是听不进去，说什么没有香烟的人生就是不完整的人生。

那么牙齿松动和吸烟到底有没有关系呢？江爸爸耐心解释：虽然没有直接关系，但有一定的间接关系。牙齿松动常见于牙周疾病，包括牙周炎、牙龈炎等。吸烟并不会导致牙周病，但会加重牙周疾病的严重程度，并且会影响治疗效果。当牙周疾病导致牙齿松动（例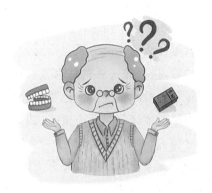如牙菌斑生物膜引起的牙周组织慢性感染性疾病，导致牙龈、牙周膜、牙槽骨、牙骨质炎症，形成牙周袋，逐渐造成牙周附着丧失和牙槽骨吸收，最后导致牙齿松动、丧失），此时就与吸烟有一定间接关系，建议在治疗牙周疾病的同时戒烟。长期吸烟会使尼古丁附在牙龈上，使牙龈失去营养，出现萎缩现象，可能会加重牙周疾病，进而导致牙齿松动加重。

话已至此，接下来就是全家总动员，启动"帮助江爷爷戒烟"计划。戒烟是一个循序渐进的过程，江爸爸的计划是可以每天减少爷爷吸烟的数量，还可以每周设定两天不许吸烟，由奶奶负责监督。刚开始戒烟的时候，家里可以准备一点小零食，或者水果，也可以借助口香糖、戒烟糖，烟瘾犯的时候，用这些零食代替一下。

说干就干，让我们一起为江爷爷加油吧！

（陈　昱）

4. > 李老伯牙齿发酸

随着天气转凉，李老伯每次刷牙漱口时总感到一种酸胀感，平日里稍微吸几口冷风也会酸。尤其是吃了酸的、冷的或者硬的食物后，这种酸胀感尤其明显。一开始还以为是牙齿蛀掉了，可照照镜子也没看到牙齿变黑呀，这到底是怎么回事呢？很多人以为只有蛀牙才会引起牙齿酸痛，其实并不完全是这样。牙齿遇冷、遇热酸痛，这种牙痛症状除了牙齿的龋病，还可以是牙齿的缺损、磨耗、隐裂以及牙本质敏感等牙齿硬组织疾病引起的。

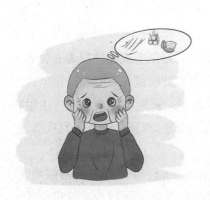

李老伯带着疑问，致电江爷爷，托他和江医生约个时间检查一下。

来到医院，江医生听完李老伯的描述后，再次仔细检查了他的牙齿，发现他的牙龈萎缩得很厉害，特别是磨牙的部分牙根都已经暴露了，好几颗牙有不同程度的磨损，门牙牙颈部有楔状缺损，诊断为牙本质敏感症。

李老伯："上次江爷爷已经教育过我了，说我牙刷开花，就是因为刷牙方式不对，力度太大。怎么年轻时牙都好好的，年纪大了牙齿毛病都出来了。"

通常来讲，长期咀嚼食物、每天刷牙时牙刷刷毛对牙齿的机械作用力等，都会对牙齿表面形成慢性磨损。磨损的程度因人而异，这与饮食习惯、是否掌握正确的刷牙方式、有无夜磨牙症和牙齿发育钙化等因素有关。也就是说，牙齿在某种程度上相当于一种消耗品，使用的年限越长，损耗程度相对也会越来越大。因为牙本质暴露，其中丰富的神经末梢在受到酸、甜、冷、热及机械刺激时便产生酸痛难忍的感觉。

李老伯："江医生，我有时全口发酸难受，恨不得吃止痛药。"

江医生："老年人牙齿酸痛一定不要随意服用止痛药。很多老年人本身就患有一些慢性疾病，乱用止痛药很可能会导致一些严重的不良反应出现，危害身体健康。建议到医院查明牙齿酸痛的原因，及时治疗。"

李老伯："那这牙齿发酸能治吗？"

江医生："根据牙齿的不同问题，有不同的治疗。比如针对牙齿不均匀的磨损，需要做调𬌗处理，磨除尖锐的牙尖和边缘；楔状缺损的牙要做补牙处理；定期洗牙，控制牙周病，牙龈萎缩会得到一定程度的缓解。"

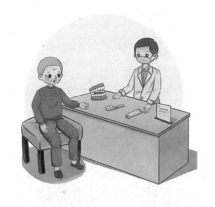

除此之外，日常生活中，我们还需要注意：

① 牙刷的刷毛尽量选用软毛型，这样可以尽可能减少对牙齿本身的损耗。

② 掌握正确的刷牙方法，如巴氏刷牙法。

③ 建议使用抗过敏牙膏，对牙齿酸软进行有针对性的保护。

④ 同时也要改变自己的一些饮食习惯,避免咀嚼太过坚硬的食物。

⑤ 牙齿酸痛期间避免吃冷热酸甜、辛辣的食物。

再次提醒大家,牙齿酸痛症状的出现往往是一种警示,提醒我们要关注口腔问题,更全面地保护自己的牙齿健康哦。

（陈　昱）

5. 爷爷牙疼自救

凌晨1点,江爷爷辗转难眠,害得江奶奶也睡不踏实。后半夜奶奶被一阵翻箱倒柜声吵醒,还以为家里进贼了,开灯一看是江爷爷。

只见江爷爷一手捂着脸,一手还在翻找:"我们家止痛片放哪了?"

奶奶也实在哭笑不得:"白天看你茶不思饭不想的,就猜到你牙又疼了,你还嘴硬说没事,怎么大半夜偷摸着找药吃。"

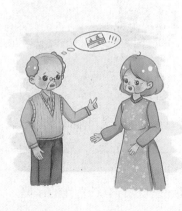

"白天没那么疼,晚上牙齿自己就疼起来了,感觉半边脸的牙全都疼,实在撑不住了。"

奶奶戴上老花镜,找出了止痛片,倒了杯水,递给江爷爷。吃完止痛药,江爷爷勉强睡着了。

第二天一早,江奶奶给爷爷分析起病因:"你呀,每次抵抗力低的时候就容易牙疼发作。你每天晚睡晚起,生活作息不规律,我看你最近偷懒,一天只刷一次牙,你不牙疼谁牙疼?"

心情烦躁的江爷爷只能给儿子江医生打电话。听完江爷爷的描述,江医生说:"自发痛、夜间痛和头面部放射痛,这些都是典型的牙髓炎症状,需要去医院做根管治疗了,我们医院口腔急诊还开着的。"

江爷爷:"你给我配点消炎药就行,过几天就好了,现在也不方便去医院。"

江医生:"爸,我跟你说了多少回了,牙疼不能拖,消炎药和止痛片只能让你的牙疼得到暂时性的缓解。"

江爷爷再三拒绝,江医生无奈地挂了电话,把"头孢"、甲硝唑和止痛片给江爷爷快递过去,还附上了一张"温馨提示"。

① 服用"头孢"期间和停药 1 周内都不能喝酒。

② 服用止痛药时间间隔不能低于 6 小时,不可以擅自增加剂量。

③ 如果用药后疼痛无缓解,甚至病情加重,炎症扩散至面部,并伴有发热等全身反应,拨打急诊热线,联系社区争取尽早就医处理。

"温馨提示"的第一条"吃头孢不能喝酒"就让江爷爷犯难了,他每天饭后都习惯小酌一杯。知父莫过子,江医生在手机上转发给江爷爷一篇文章,内容是:"头孢会影响酒精的代谢,引起中毒症状(双硫仑样反应),出现头晕、头痛、恶心、呕吐、出汗、心慌、呼吸困难等症状,严重的

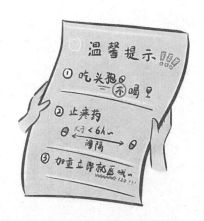

可能出现血压下降、呼吸抑制、心力衰竭,甚至危及生命。"看到"危及生命"四个字,江爷爷说什么也不敢喝酒了。

（陈　昱）

6. "虎口拔牙"的爷爷

诊室里,护士正在帮江爷爷进行拔牙前血压测量,看到测量结果,一旁的奶奶惊呼:"185/120 mmHg? 怎么会那么高。"

护士:"平时有高血压、心脏病、糖尿病吗?"

江爷爷:"年纪大了,多少有点小毛小病,但我每天吃药控制。"

护士:"江爷爷,我看你有点喘,是有哪里不舒服吗?"

江爷爷:"前面等电梯的人多,我们就爬楼梯上来的。"

护士:"剧烈运动后血压是会升高,你们在候诊大厅休息 20 分钟再进来,重新测量一次血压。"

20 分钟后江爷爷第二次血压测量结果依然高达 175/112 mmHg,拔牙医生大致了解了病史和身体情况后,说:"今天这牙是拔不成了,我帮你预约个心电监护下拔牙。"

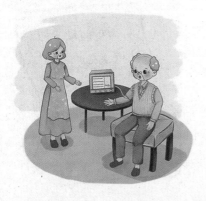

江爷爷说:"心电监护? 我心脏好着呢,不用那么夸张! 我只是一进到诊室,听到这钻牙、器械声,我就紧张。血压就高了那么一点,没事的。"

医生:"不行哟,血压超过 160/100 mmHg 的情况下拔牙是有风险的,因为打完麻药血压会暂时性升高,外加拔牙过程中往往会更紧张,伴随而来的是不受控制的血压升高和心率增快。心电监护下拔牙是很有必要的,可以实时监控生命指标的变化,及时有效地采取预防措施,降低可能出现的风险。"

江爷爷:"我老伴儿陪我这一上午了,不给我拔,这不白跑一趟。"

此时,儿子江医生刚好忙完,前来了解情况:"爸,这事你得听我们医生的,不能心存侥幸、图省事。"说罢,就帮江爷爷预约好了时间。

江爸爸特地调休到拔牙那天,陪江爷爷去医院。奶奶说:"我陪他去就行,别看你爸属虎,平时神气得很,其实就是只洞里老虎。"江爸爸说:"就诊时一般不让家属围观。流程我比你熟悉,我开车接送,再说了,老年人看病就该有一位年轻家属陪同,别和我争了,您就在家。"

到了医院,护士将江爷爷带入了心电监护拔牙的专用诊室。"我们这是独立诊室,环境更舒适,也听不到外面那些令你害怕的治疗声音,一会儿全程会有医生、麻醉师和我,共同完成诊治。"

医生完成了一系列常规问诊和检查,连接好心电监护仪。"那我们就准备开始咯,麻醉师会全程动态监测您的血压、心率、血氧饱和度、呼吸频率和心电图的变化,您不用担心。"江爷爷紧闭双眼、紧握双拳,护士示意他可以放松些:"今天这位可是我们这技术最好的医生,您大可放心,拔牙过程要是有任何不适的感觉,举左手示意就行了。"

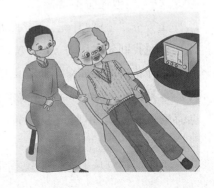

拔牙过程很顺利,江爸爸陪着江爷爷在候诊大厅留观,心电监护拔牙术后,除了执行普通拔牙注意事项之外,还要特别注意服用抗血栓药的患者。若拔牙后2、3天内唾液中有血丝,属正常现象;如拔牙处有活动性出血,请及时复诊;停用抗血栓药的患者,次日可恢复用药。等30分钟后把咬着的纱布吐掉,如果无明显不适症状,就可以回家了。回到家的江爷爷又恢复了以往的生龙活虎。

（陈润元）

7. > 爷爷的牙刷"开花"了

江爷爷到李老伯家做客,正下着棋,李奶奶从超市采购回来了,从购物袋里掏出了一大捆牙刷,江爷爷惊叹:"今天超市牙刷大降价了?!"

李老伯说:"别提了,她昨天看了篇文章《牙刷3个月不换,比马桶还脏》,就非嚷着让我换新的,我这牙刷用了还不到半年。"

李奶奶二话不说,转身走向卫生间拿出李老伯那把'开了花'的牙刷展示:"再好的牙刷到他手上,都活不过1个月,这牙刷都炸毛成这样了,他还舍不得换。"

江爷爷:"牙刷'开花'这事我可太有发言权了,我以前也是,我儿子总说我刷牙太用力、刷牙方式不对、牙刷长时间不换,所以牙刷才会开花。说是如果不及时更换,牙刷的清洁能力会变差,使用时还容易损伤牙龈,而且牙刷底部更容易藏污纳垢,刷毛上的细菌会感染口腔黏膜,引起口腔疾病,所以一般3个月就要更换一次牙刷。"

李老伯:"自从上次医生说我重度牙周炎,又是洗牙又是刮治的,我刷牙更卖力了,三餐后我都刷牙。"

江爷爷:"你这叫拉锯式刷牙,简单粗暴,不仅牙刷'开花',还损伤牙龈,这就跟锯木头似的,只要你功夫深,就连牙齿都可能被你刷出凹槽。"

李老伯:"可如果不使劲,牙缝里刷不干净呀。"

江爷爷:"你听我说,多数成年人都患有牙周病,大多数牙周病进展缓慢,始发时多为牙龈炎,除偶有刷牙出血外并无多少自觉症状,所以不引人注意。而牙龈炎发展到一定程度即为牙周炎,此时可出现严重口腔异味,牙周反复脓肿,牙齿松动,牙缝越来越大,越来越稀疏,严重者牙齿脱落。用不正确的方法刷牙不但不能保护,还会破坏牙齿及牙周组织,如过硬的牙刷、牙膏中摩擦剂颗粒过粗及拉锯式刷牙,都可能导致牙龈退缩。顺便推荐你个神器——牙间隙刷。"

李老伯:"什么东西啊,听都没听到过。"

江爷爷:"我们上了岁数,牙齿稀松、牙缝变大,光靠刷牙,还不足以保持牙齿清洁。牙线我学了半天还是不会用,我儿子就说牙间隙刷更适合我们容易塞牙的老年人和牙周病患者,能更好地去除邻面与根面的牙菌斑。"

李奶奶在一旁认真地听着,拿纸笔记下了"牙间隙刷",打算改天就去买,随后拿出她今天的战利品牙刷,请教江爷爷选牙刷有没有什么讲究。

江爷爷把曾经儿子告诉他的话又复述了一遍:"我们老年人呀,一般都有不同程度的牙

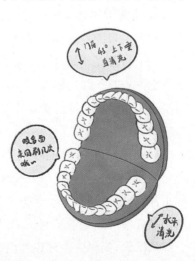

龈萎缩,如果刷毛太硬,会对牙龈损伤较大,所以我们要选刷毛偏软一点的。刷头尽量小一点,这样在口腔中灵活性更高,更容易刷到口腔中的边边角角,像是牙齿内侧和后面的大牙。不怕你们笑话,其实我儿子给我买的都是儿童牙刷,因为儿童牙刷刷毛细,经过磨圆,比较柔软,不刺激牙龈。但牙刷毕竟只是个工具,最重要的还是刷牙方法。"说罢,江爷爷亲自示范起了规范的"巴氏刷牙法"。

(张淑芳)

8. > 反复的口腔溃疡惹奶奶烦

　　江奶奶前一阵子经常被口腔溃疡所困扰,想着这种小毛病还是不麻烦儿子了,无非就是身体上火发出来的,没过多久也就自愈了,从来也没太当回事。

　　然而这次不太一样,溃疡已经持续大半个月了还没好。什么清淡饮食、规律作息,奶奶之前的经验举措都试了一遍也没啥效果。这次的口腔溃疡像是被施了魔咒一般,不见好转。

　　江爷爷和江奶奶这一点很像,也是小毛小病不喜欢上医院,喜欢先上网查查。江奶奶看了许久,对号入座,"我平时水果吃得少,溃疡肯定也是因为缺乏维生素!"话音刚落,江爷爷已经换好衣服:"走! 买猕猴桃去!"

　　回到家,6 个猕猴桃端上桌,结果奶奶才吃了一个就面露难色:"酸得我溃疡更疼了。"江爷爷二话不说,拿起 5 个猕猴桃就去榨了汁,还贴心地拿来了吸管:"用吸管吸着喝,就能避开溃疡啦!"奶奶被江爷爷的鬼点子逗乐了。

　　第二天,奶奶失望地说:"溃疡一点都没有好转的迹象。"

江爷爷："要不今天再吃6个?"奶奶连连摇头："不了不了,昨天吃得我胃都不舒服了,我可不瞎折腾了。"奶奶昨天还觉得江爷爷机智,今天又觉得江爷爷不靠谱了,最终还是决定找儿子江医生。

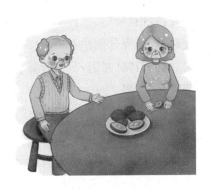

奶奶和儿子述说自己的抗溃疡经历："我用过漱口水,预防感染;用过溃疡贴片,利于愈合;吃过B族维生素,提高自愈能力;吃过猕猴桃,补充维生素C……可溃疡还是反反复复。"

江医生听完哭笑不得："看来你这也是做了不少功课嘛,走投无路才想起来找我。"

奶奶："赶紧帮我检查下,别耽误你上班了。"

"张嘴、咬上、张嘴、咬上。"就这么两个回合,江医生就已经查明病因了,"你嘴里有颗牙,牙尖边缘有些锐利,频繁摩擦口腔黏膜,所以频繁出现溃疡,牙尖位置刚好符合你溃疡的部位,只需要调磨下尖锐的牙尖,黏膜溃疡一两周时间就能恢复正常,也不会再复发了。"

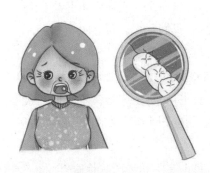

奶奶一脸难以置信："就这么简单?你要不再仔细查查。"

江医生："就这么简单,连我都不相信啊。你这叫创伤性溃疡,是指由机械、物理、化学等局部刺激因素所致的口腔黏膜溃疡性疾病,常见的创伤因素有：残根、残冠、牙齿的锐利边缘、错位牙、不良修复体，或咬腮、咬颊、咬唇等自伤性不良习惯。"

奶奶："早知道，我一开始就告诉你了，害得我白白走了那么多弯路，受了罪。"

江医生："口腔溃疡一般 7～10 天就可以自行愈合，你之前用漱口水、溃疡贴片、补充维生素，都可以有效地促进愈合。但你这次得的是创伤性溃疡，只有把创伤因素去除了，才是从源头解决问题。口腔溃疡如果超过 3 个星期没有愈合，或出现溃疡面积增大、反复发作等症状，就应该赶紧寻求专业医生的帮助了。"

江医生帮奶奶把尖锐的牙尖调磨，去除了创伤因素。之后的几天里，奶奶非常注意保持口腔卫生、注意营养搭配、补充维生素，一周后溃疡就完全好了。

（陈润元）

9. 奶奶怀疑自己得了口腔癌

江奶奶最近总是闷闷不乐的，连最爱的广场舞也不跳了。周末家庭聚餐，奶奶也是无精打采的，经常一个人坐在房间里看手机。

"奶奶，你出来陪我们一起玩吧，我们玩捉迷藏好吗？"

"豆豆乖，你们自己玩，奶奶想自己休息一下。"

豆豆吃了闭门羹，就找爸爸妈妈告状去了。奶奶是不是不喜欢我们了，都不理我们了。"怎么会呢，奶奶也许身体不舒服，我们应该多关心她才是。"妈妈一边温柔地安慰着豆豆，一边转身去了奶奶房间。

"妈，您是不是哪里不舒服？要不要陪您去医院检查？"

"不用陪,下周我自己去医院看就行了,你们忙自己的,不用管我。"妈妈觉得不太对劲,奶奶以前身体有个不适最喜欢找江爸爸咨询了,这次有点反常。

"妈,您有什么问题都要和我们说才是,我们可是你最亲近的家人啊,有我们在,你什么都不用担心的⋯⋯"妈妈话还没说完,奶奶眼泪就流下来了,吓得妈妈赶紧把江爸爸叫进了房间。

"我怀疑自己得了口腔癌,我不想拖累你们。"奶奶哽咽着说。这下江爸爸坐不住了,什么口腔癌,你都没去医院检查怎么能下结论呢?

"我上网查了,我这个症状就是口腔癌的表现。"奶奶边说边拿出了手机。

江爸爸严肃起来了,提高了音量:"你不就是得了几次口腔溃疡,别自己吓自己了。"然后,江爸爸耐心地做起了解释:"反复溃疡不一定就是口腔癌。那什么是口腔癌呢? 发生在口腔内的恶性肿瘤,总称为口腔癌。口腔癌绝大多数是由口腔黏膜表层鳞状细胞发生恶变而来,即鳞状细胞癌。早期的口腔癌患者常常在口腔黏膜的白斑、红白斑、或者颗粒型红斑的基础上出现糜烂、溃疡,也可以表现为小的硬块,或者在口腔黏膜表面出现裂隙。这些裂隙可以迅速增大,并且向周围和深部组织进行浸润并粘连,使基底部固定变硬。当溃疡增大后,中央可以因为坏死而形成凹陷,边缘隆起、外翻,有像菜花样的肿物,并且会伴有出血和继发感染。随着口腔癌肿的增大,有些病人会合并有疼痛、口臭、牙齿松动、颌骨病理性骨

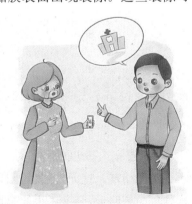

折、张口困难等表现。"

"口腔癌的检查手段通常包括临床检诊、影像学检查以及病理学诊断。这些都需要在医院由专科医生诊断。好了，别胡思乱想了，明天我就带你上医院。"

经过医院专业的检查后，正如江爸爸预料的那样，奶奶虽然老是口腔溃疡，但不是口腔癌，是临床上最为常见复发性阿弗他溃疡。复发性阿弗他溃疡是最常见的口腔黏膜病，患病率高达 20% 左右，具有明显的灼痛感，故冠以希腊文"阿弗他"。本病呈周期性复发，且具有自限性，为孤立的圆形或椭圆形的浅表性溃疡。整个发作期一般持续 1～2 周，具有不治而愈的自限性。间歇期长短不一，因人而异。重型的阿弗他溃疡发作期可达月余，也有自限性。

回到家的奶奶像中了彩票似的，整个人都精神了，见了谁都乐呵呵的，笑容满面。所以说，有病还得上医院，不能自己上网查资料对号入座，要讲究科学。现在有一个很不好的现象：越来越多的人，尤其是年轻人，生病了第一时间不是上医院，而是上网。都说病急乱投医，在网络信息高速发展的今天，很多人无论病急还是病缓都会乱投医，不过他们投的"医"不是医生。

（陈　昱）

10. 长期缺牙不好受

又到了一年一度的春节，趁着假期，爸爸妈妈带上小雅、豆豆、丁丁走亲访友。这天，冬日暖阳，全家一早就出发去郊区的舅老爷家拜年。一路上，全家说说笑笑，很快就到了。舅老爷见了这一家五口可高兴了,拿出很多吃的东西招待客人。还有姨妈姑父、外公外婆也在,大家围坐在一起,一边聊着家常,一边吃着东西,真是其乐融融。

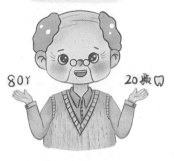

大家虽然住在同一个城市,但平时都各自为生活忙碌着,也就逢年过节可以一聚。江爸爸有职业病,与人交流时就不自觉地观察大家的牙齿和口腔情况,尤其是舅老爷,早些年拔了几颗大牙,现在吃饭都一侧咀嚼,还总说自己年纪大了,没必要装牙。这不,江爸爸的科普时间又到了:"舅老爷,你知道长期牙齿缺失会给身体带来什么危害吗?""危害?我嫌麻烦不想上医院装牙,现在都成危害了?"舅老爷满脸疑惑。

江爸爸见舅老爷来了兴致,耐心开始解释:大家都知道一名正常成年人的恒牙数量是28~32颗,世界卫生组织对牙齿健康的标准是"8020",即80岁老人至少有20颗能够正常咀嚼食物、不松动的牙。相较于西方国家有着长期良好的牙齿保护意识与牙医防治

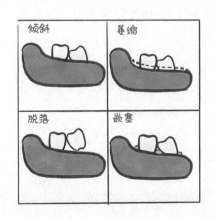

传统,我国很多中老年人的牙齿缺失其实是比较严重的,特别是对自身牙齿的防治意识是非常薄弱的,牙齿不疼就不愿意去看牙,甚至牙齿缺失了也不愿意去修复。长期缺牙,会导致邻近的牙齿变得倾斜并易脱落,造成咬合功能的紊乱;牙槽骨均会出现废用性萎缩;咀

嚼效能降低;容易使食物嵌塞到牙齿间隙里,引起口臭、龋齿、牙周病等;还会因为咀嚼功能不佳,导致胃肠负担增加,并影响人体对营养物质的吸收。除此之外,还会造成社交沟通困难和心理障碍。所以说,缺牙造成的危害挺大的,在发现牙齿缺失后,应该立即前往口腔科就医。

舅老爷听得一知半解的,他说农村里面很多老人牙齿掉光了都不去装假牙的,没有牙齿的他们平时也照常吃饭啊,对生活并没有太大的影响。所以他认为假牙想安就安,不想安也可以的。农村的老人,牙齿出了问题一般就到周边的小诊所去钻一下。如果上专门的牙科诊所,镶一颗牙齿就得好几千。

牙齿缺失现在已经成为很常见的现象,有很多健康意识比较强的人在牙齿缺失后都及时地修复牙齿,但是也有很多人觉得缺几颗牙无所谓,对身体没有大危害,其实这样的想法是错误的。如果大家身边也有长期缺牙的人,不妨告诉他们长期缺牙的危害,尽早去正规的医疗机构就诊,配合医生接受修复治疗。如长期未能修复失牙,可能会出现咀嚼效率下降、偏侧咀嚼、牙齿排列异常、牙槽骨吸收萎缩、颞下颌关节紊乱以及增加其他牙齿的负担等严重后果。

舅老爷说了,过完年就去医院看牙去,还要把嘴里剩下的牙齿好好保护,要做个爱护牙齿的老大爷。

(陈润元)

11. > 爷爷想做种植牙

现如今,我们会发现满大街都是种植牙的广告,公交车上、地铁里、各种街边广告牌,甚至小区里都有。

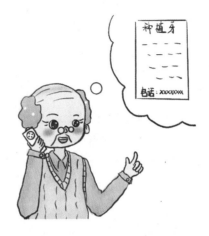

江爷爷上上个月心有不甘地拔了一颗松动牙,本来约好了下个月去医院复诊种植牙的。可是,一天周末,他送小雅去兴趣班学习,无意中看到了物业大厦里的广告:全城放价,种植牙低至 1 折起。"1 折起"三个大字看得他心动不已。心想着去医院种牙费用不低,总让孩子花费也不好意思,还不如自己低价解决。于是,趁小雅上课间隙,他按照广告上的电话拨了过去,很快约好了就诊时间。

这天,江爷爷兴冲冲地来到了广告上的诊所,他发现这里没有想象中的大,就 2 位医生。热情的前台把江爷爷带到诊室,又是茶水又是点心的招待,没多久又带他去拍了 X 光片。然后一位医生就开始接诊江爷爷。医生看了片子和江爷爷的口腔情况,说江爷爷的情况可以直接做种植牙。江爷爷询问一颗种植牙可以用多久,医生自信满满回答:至少可以用二十年,保养得当可终身使用。江爷爷心动了,尤其是价格,比儿子医院便宜好多,这不,当场就约了下周种植。

回到家后,江爷爷越想越不对劲啊,自己还有糖尿病呢,医生怎么都没有询问啊。记得江爷爷拔牙的时候,医生仔细询问了既往史、慢性病史等等,还做了血液检查,拔牙过程也是小心翼翼,术后更是认真负责讲了一堆注意事项,就怕糖尿病引起拔牙后并发症。这个种植牙感觉手术并不亚于拔牙,怎么医生一点也没关心这一点呢。于是,经过一番思想斗争,他还是找到了江爸爸。这一坦白,惹来全家的一顿数落。

　　江爸爸告诉他,我们建议糖尿病患者术前需将血糖控制在空腹血糖＜8.8 mmol/L(或餐后 2 小时血糖＜10.0 mmol/L),患者种植前和种植后,要制定出相应的饮食方案,养成良好的饮食习惯。由于糖尿病患者抗感染能力差,需适当给予抗生素,以降低局部感染风险。种植修复后仍需继续控制血糖,除了日常口腔卫生自我维护,还需定期复诊维护,可达到较满意的短期疗效。

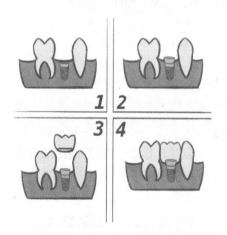

　　江爷爷这下知道了,原来糖尿病人在血糖不稳定的情况下,是不可以做种植牙的,因为有可能会产生不可知的隐患,所以还需要在种植前接受一系列正规的术前检查,由专业医生评估后制定种植方案。只怪自己一时贪便宜图省事,现在被江奶奶狠狠批评。

　　其实,任何手术都是有一定风险的,种植牙作为目前比较流行的一种修复牙齿的方式,效果是比较显著的。不过这项修复术是侵入性的操作,对医疗机构和医生都有一定要求。在治疗前,医生都会让患者做一个全身检查,了解患者的身体情况,排除有可能存在的潜在风险,再制定适合的治疗方案,达到降低风险的目的。

(陈润元)

12. > 舅老爷的第一次洗牙经历

　　话说上次过年时,江爸爸给舅老爷科普了不少口腔保健的知识,舅老爷也算听进去了点。这不,从来没有洗过牙的他居然主动约江爸爸想洗一次牙,还说虽然决定来洗牙,但难免会紧张。江爸爸告诉他第一次洗牙紧张是正常的,等他真洗了,就会觉得也不过如此。

　　电话里,江爸爸把洗牙过程都向舅老爷讲述了一遍,让他对洗牙时可能发生什么有个心理准备。洗牙的流程首先是口内清洁,就是漱口液含漱,主要是降低口内飞沫的含菌量。漱口之后,就是正式的超声或手工洁治了,这个时候可能开始感到有点酸了,这也是正常的。尤其是当患者有牙龈萎缩或蛀牙时酸痛感会更明显。当然,洗牙过程中有少量出血也是正常的。由于洗牙时对牙龈有些许刺激,因此如果有牙周病,牙龈比较红肿,是会有出血的情况发生的。基本上是牙龈越不健康,出血越严重。最后,洗牙医生会根据患者情况建议喷砂。

　　"什么,嘴里要喷沙子?"舅老爷不解地问道。

　　"哈哈,这个砂可不是沙子哦,没那么大颗粒,不用害怕磨坏牙齿。这个砂是通过特制的盐加上高压水为牙齿做进一步的清洁,清除烟渍、咖啡渍效果更明显。"舅老爷听完放心了。"如果遇到牙龈炎症比较严重,

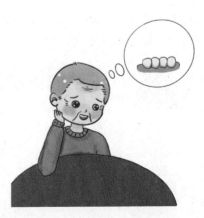

洗牙时出血较多的人，需要冲洗上药。冲洗上药后半小时内不漱口、不喝水、不吃东西。是不是听下来觉得也没什么可怕的？洗牙和我们平常刷牙比，确实是有点不舒服，第一次洗牙时感受尤其明显，但跟牙齿的健康相比，这点不舒服真不算啥。"舅老爷这下心里更有底了。当天到了医院，医生先开了血液检查的单子，检查项目有血常规、凝血功能、血糖和传染病等。其实牙医在洗牙前开的检查都是为了让洗牙更安全，不论是对患者本人还是对其他患者以及牙医自己。血液检查报告出来后，舅老爷略带忐忑地进入诊室躺在牙椅上。医生和护士都很温柔，交代了一些注意事项后，医生开始操作了。当医生洗到他敏感的问题牙齿时会有些酸痛，当洗到相对健康的牙齿时就好受很多。洗牙过程中有两三次医生会停下来让他漱口，吐出来的有血丝和小牙结石。大概半小时后，洗牙结束了，但口腔内还有点出血，并有轻微的酸疼，牙齿咬起来似用不上力，对冷热也敏感，这种情况大概持续了两天。医生交代过，这些都是正常现象，且近期不要吃过冷、过热的东西，不要吃有色素的东西；还开了一瓶漱口水，让舅老爷一天漱口三次。舅老爷非常认真地照做，所以没几天，牙齿就没有任何的不适感了。到现在为止，也没有出现很多人说的牙缝变大、牙齿松动的情况，口腔内的一些问题也确实得到了解决，因为牙结石清除了，牙齿变得很清爽。以前刷牙出血，现在不会了，牙周红肿也有好转。从这一点来看，洗牙对口腔健康绝对是有好处的。

　　舅老爷的第一次洗牙就这么顺利地完成了，他现在已经成为社区的口腔健康宣传员了，逢人就说自己的第一次洗牙经历，还告诉大家以后每半年都要去洗。难怪有人说：洗牙真酸爽，年年洗牙年年爽。

（张淑芳）

13. 爷爷种牙大攻略

终于到了爷爷要做种植牙的时间啦，爷爷对种植牙还是很期待的。最近饮食也很注意，把血糖控制得很好，连医生都夸他了。其实老年人也像孩子一样，喜欢得到表扬和肯定。

在种植牙的前期，患者要进行全面的术前检查，在为患者进行全面的隐患排除后，才可进行种植手术。手术前爷爷已经按照医生的要求完成了一系列检查，医生确认没有问题之后，约了种植手术时间。手术当天，爷爷不知是激动还是紧张，早早地就起床了。早餐后，奶奶陪着爷爷一起去了医院。

尽管种植前已经做过功课，江爸爸也讲述了手术过程，交代了注意事项。但是，认真负责的医生还是在术前详细地告知了各种可能会出现的情况，并让爷爷自己签了知情同意书。接下来就是爷爷独自进入种植手术室了，进入之前护士小姐姐会帮助患者更换衣服、戴上帽子、穿上鞋套，然后指导患者漱口并进行口腔内消毒。面部裸露的肌肤也会进行消毒，铺上手术无菌巾后仅露出口腔。

种植术是在局麻下进行

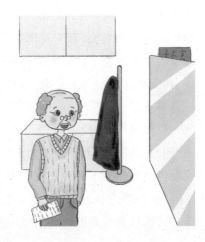

的,手术全程患者都是有知觉的。通过手术将人工牙根,即种植体植入到患者的缺牙区的牙槽骨内。术中因为麻药的关系是不太会有疼痛感的。若缺牙部位骨量不足,需要在手术中同期植入一些人工骨膜、骨粉进行补充。手术时间不会过长,但是需要患者全程张嘴配合。整个手术都是在心电监护下完成的,医生护士会随时关注患者的各项指征。

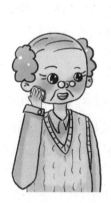

江爷爷还是很勇敢的,依从性也很高,医生护士交代的他都有认真聆听。手术过程中,他非常配合医生,边上的护士还时不时会询问爷爷有没有不舒服的地方,爷爷回答可响亮了:"感觉很好,没有不舒服。"其实江爷爷也不清楚医生做到哪一步,反正医生让张大嘴就张嘴,医生让闭嘴休息一下就闭嘴,也没多久,医生就说已经在缝合了,手术马上就完成了。爷爷松了一口气,终于完成了,而且觉得比想象中要快,一切都很顺利。走出手术室,爷爷发现江爸爸也等在手术室门口,他对江爸爸说小手术不需要你陪啦,你还是去忙自己的工作。他嘴上这么说,其实心里还是美滋滋的。最后,护士姐姐耐心地交代了术后的注意事项,约好了下周的拆线时间。

总体来说,种植手术是一种创伤较小的口腔门诊手术。值得一提的是,我们千万不要认为种完牙就万事大吉了,因为生活习惯以及口腔卫生对于种植体的维护十分重要。在日常生活中,良好的刷牙习惯和正确的刷牙方式能够预防种植牙及周围组织的感染。可选择软毛牙刷,采用巴氏刷牙法,并配合使用牙线、牙间隙刷或冲牙器等工具,能够有效清除食物残渣及细菌,维护口腔健康。此外,除了避免进食过硬、过黏的食物之外,我们还可以通过纠正偏侧咀嚼、吸烟、酗酒等不良习惯,控制血糖、血压于正常范围内,并定期复查种植牙情况,帮助延长种植牙的使用寿命。

（陈润元）

14. 奶奶的活动假牙该换了（一）

周末的早晨,孩子们不用上学,爸爸妈妈也休息,一家人可以悠闲地坐在一起吃早餐。今天的早餐是妈妈做的,没有了工作日的匆忙,今天妈妈起早上街买了豆浆、油条、人饼、粢饭,这可是上海早餐界的"四大金刚"。

正当大家都吃得津津有味的时候,小雅看向了奶奶,说奶奶自己不吃却老在喂豆豆。豆豆也是小淘气,还说奶奶就是喜欢喂她,姐姐不要吃醋。江奶奶赶紧打岔说道,不是奶奶不爱吃,是奶奶的假牙好像有点不牢靠了,吃东西有些使不上劲。这话立即被江爸爸听进去了:"妈,假牙有问题怎么不跟我说呢,这都影响正常吃饭了呀。"奶奶用语重心长的口气回答:"我是想着这假牙看着也不坏不旧的,还能混混就再说吧,而且你工作那么忙,我尽量不麻烦你。"江爸爸心里不是滋味了:"怎么说话那么见外,这假牙也戴了好多年了,该换就得换,明天就跟我上医院去。"

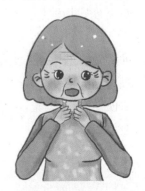

说到活动假牙,相信大家都不陌生,它是传统的修复缺失牙齿形态和功能的方

213

法,是利用剩余天然牙、基托下的黏膜和骨组织作为支持,患者可以自行摘戴的一种修复体。活动假牙适用范围广,可以自行摘戴,也就便于修理。由于活动假牙的普适性,以及价格没有种植牙那么贵,能被大多数老年人接受。活动假牙的使用年限为 3～5 年,具体的时间要根据个人的牙齿护理状况进行决定。总之,活动假牙具体能用多久,和患者自身口腔的状况以及患者日常的保养有很大的关系。

江爸爸回想一下,奶奶的这副假牙已经用了五六年了,是该换了。也怪自己平时除了工作还有三个娃娃,疏忽了长辈的口腔健康。还好及时发现了,为时不算晚。

第二天,江爸爸带着奶奶上了医院检查,果然不出所料,江奶奶的假牙已经不贴合了,固位比较差。这是由于人体的牙槽骨是随着年龄不断变化的,随着年龄增长,牙槽骨也会不断地吸收和萎缩,造成假牙与牙床出现不贴合的情况。当下,江奶奶就躺在牙椅上准备取模了。活动假牙取模是指把口腔内的形状转化到模型上,然后在模型上把假牙做出来的过程。医生首先要做的是选取适合患者口腔内牙弓的托盘,托盘选好后就是印模材,印模材调好后盛入托盘,然后在口腔内就位,等着印模材硬固后再取出。毕竟曾经装过一副假牙,奶奶已经有经验了,配合得非常好。印模材现在也分好几种,有藻酸盐、聚醚和硅橡胶,每一种材料粗细程度不一样,取模时要求不一样,像硅橡胶、聚醚可以在做比较精密的部件时选取,普通活动假牙取模时用藻酸盐材料就可以了。一般情况下,活动假牙的制作患者需要去医院复诊 2～3 次。首先是取模,然后是试戴,不舒服的话还需要重新调整制作,次数就可能会增加。

（陈　昱）

15. > 奶奶的活动假牙该换了（二）

江奶奶因为已经佩戴过好几年了，所以适应得非常快，使用起来没什么不适。

对第一次佩戴活动假牙的人，在这里介绍一下戴假牙时的注意事项。

（1）初戴假牙时，尤其是缺牙较多的情况下，会有暂时的异物感，出现不会咽唾液、恶心、发音不清等现象，经过耐心练习会逐渐克服以上问题。

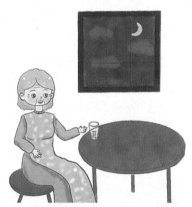

（2）摘戴假牙不便，往往是没有掌握假牙的就位方向。应按照医生指导的方式耐心练习。摘时推拉基托或卡环，切忌用力过大；戴假牙时应用手按压就位，切忌用牙咬合就位，以防卡环变形或假牙折断。

（3）开始使用假牙吃饭时应先由软的、小块食物开始，咀嚼运动要慢，并且用两侧后牙咀嚼食物，锻炼一段时间后再逐渐吃一般的食物。

（4）初戴活动假牙，由于假牙刺激可能造成黏膜压痛或破溃，可暂时取下假牙泡在冷水中并及时复诊。复诊前2～3小时戴上假牙并使用它吃一些食物，以便准确地确定压痛点，有利于对假牙的调改。

（5）如感觉戴假牙后有不适的地方，不要自己动手修改，应及时到医院复查或调改。

（6）饭后应及时摘下假牙用冷水冲洗或用牙刷刷洗后再戴上，以免食物残渣积存于假牙内侧面刺激口腔黏膜，影响组织健康。可用清水、牙膏刷洗。刷洗时应小心，以防掉在地上摔坏假牙。

（7）为减轻牙床的负担，使之有一定时间的休息，睡觉时应将假牙摘下并浸泡于冷水中；切忌将假牙放在开水或酒精中，否则会加速假牙的老化和损坏。

（8）小的活动假牙，易松者，夜间休息时一定要摘下，以免睡梦中脱下，掉入气管和食管，发生意外。

（9）假牙损坏或折断时应带着假牙及折断的部分及时复诊。

（10）由于牙床随年龄的增长，每年都在不断地吸收，假牙与牙床之间会慢慢地出现空隙，引起食物嵌塞或牙槽嵴快速吸收，这时应对假牙进行修理或重做。因此戴用假牙后应每半年到一年复诊一次，发现问题及时处理。

这些小知识，你们学会了吗？

（陈　昱）

16. 舅老爷选择了"固定桥"

话说舅老爷上次洗了牙之后，感觉还不错，这次终于下定决心来装牙了。江爸爸也替他高兴，"老顽固"终于想通了。

舅老爷到了医院直接咨询医生能否种植，因为前不久江爷爷的种植体验给了他很大的鼓舞。舅老爷缺失的是双侧上颌的后牙和左下颌第一磨牙，从医院拍摄的牙科 CT 显示，上颌缺牙区的牙

槽骨高度只有约 3 毫米。我们知道种植牙对于槽骨的情况有要求，如果骨高度不够，就会影响种植体的固位，从而影响种植效果。当医生仔细询问舅老爷的病史后，发现舅老爷有高血压，半年后有过一次脑梗死病史。医生告知舅老爷，种植牙虽然没有年龄的限制，但是并不是所有的人都适合种植牙，因为任何手术都是有禁忌证的。医生详细介绍了种植牙的过程和可能产生的各种风险，结合舅老爷的全身

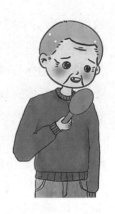

身体状况，医生给出了几个治疗方案。舅老爷和江爸爸商量后，考虑了他缺失的牙位和余留牙的情况，还有全身情况等综合因素，决定还是选择固定桥修复。

什么是固定桥修复呢？它主要以缺牙间隙两端或一端的天然牙作为基牙（类似桥基），在基牙上制作假牙的固位体，并与人工牙连成一个整体，通过黏固剂将假牙黏固于基牙上，患者不能自行取下。其实，每种修复法都根据它自身的设计原理而有不同的优缺点。固定桥要求缺牙数目比较少，即 1 或 2 颗牙缺失；用作桥墩的牙结实稳固，牙根粗壮，可有足够长度。

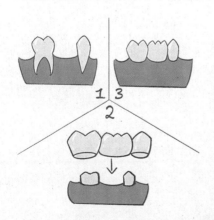

医生交代清楚后，接下来就是操作时间了。首先是打麻药，这是为了减轻患者被涡轮机磨活髓牙时的疼痛不适感。患者疼痛与否与其自身对疼痛的敏感水平相关，对于比较敏感的患者来说会出现疼痛感，但在身体承担范围以内。完成牙体预备后，接下来就是硅橡

胶取模，舅老爷感觉像橡皮泥塞进了他的嘴里，不过有一股清香的味道。他按照医生的吩咐，一动不动保持深呼吸，取模一次成功，然后就是制作临时牙和比色。临时牙是在固定修复的牙体预备后至最终修复体完成前患者不能自由取戴的临时性修复体，在口内经过试戴、调磨、调𬌗和抛光后，需用暂时性黏接水门汀进行黏固。

固定桥修复周期一般是两周左右，第 1 次是牙备取模制作临时冠比色等，这个时间在 0.5～1 小时。之后由专业的口腔技师制作，1～2 周可以完成，完成之后可以就诊，进行佩戴。需要先调磨合适，包括咬合关系和邻接面的关系，再进行黏固，这个时间也是在 0.5～1 小时。

舅老爷想到了几个比较关心的问题，江爸爸也对他做了一一解答。想必这也是大家会关心的问题，包括：固定桥能用多久？怎样才能保证固定桥的寿命？江爸爸答复，其实无论是什么类型的修复方式，最重要的一定是保持良好的口腔卫生习惯，每天至少刷牙两次，用牙线清除被嵌塞的食物，这是至关重要的，有助于预防牙龈疾病和蛀牙。另外，定期的牙科清洁和检查也至关重要。总之，口腔修复是为了修复自己的牙列缺损或缺失，所以我们应去专业的口腔医院或口腔科进行修复。

（陈润元）